Sitzungsberichte
der Heidelberger Akademie der Wissenschaften
Mathematisch-naturwissenschaftliche Klasse

Die Jahrgänge bis 1921 einschließlich erschienen im Verlag von Carl Winter, Universitätsbuchhandlung in Heidelberg, die Jahrgänge 1922—1933 im Verlag Walter de Gruyter & Co. in Berlin, die Jahrgänge 1934—1944 bei der Weißschen Universitätsbuchhandlung in Heidelberg. 1945, 1946 und 1947 sind keine Sitzungsberichte erschienen.
Ab Jahrgang 1948 erscheinen die „Sitzungsberichte" im Springer-Verlag.

Inhalt des Jahrgangs 1952:

1. W. Rauh. Vegetationsstudien im Hohen Atlas und dessen Vorland. DM 17.80.
2. E. Rodenwaldt. Pest in Venedig 1575—1577. Ein Beitrag zur Frage der Infektkette bei den Pestepidemien West-Europas. DM 28.—.
3. E. Nickel. Die petrogenetische Stellung der Tromm zwischen Bergsträßer und Böllsteiner Odenwald. DM 20.40.

Inhalt des Jahrgangs 1953/55:

1. Y. Reenpää. Über die Struktur der Sinnesmannigfaltigkeit und der Reizbegriffe. DM 3.50.
2. A. Seybold. Untersuchungen über den Farbwechsel von Blumenblättern, Früchten und Samenschalen. DM 13.90.
3. K. Freudenberg und G. Schuhmacher. Die Ultraviolett-Absorptionsspektren von künstlichem und natürlichem Lignin sowie von Modellverbindungen. DM 7.20.
4. W. Roelcke. Über die Wellengleichung bei Grenzkreisgruppen erster Art. DM 24.30.

Inhalt des Jahrgangs 1956/57:

1. E. Rodenwaldt. Die Gesundheitsgesetzgebung der Magistrato della sanità Venedigs 1486—1550. DM 13.—.
2. H. Reznik. Untersuchungen über die physiologische Bedeutung der chymochromen Farbstoffe. DM 16.80.
3. G. Hieronymi. Über den altersbedingten Formwandel elastischer und muskulärer Arterien. DM 23.—.
4. Symposium über Probleme der Spektralphotometrie. Herausgegeben von H. Kienle. DM 14.60.

Inhalt des Jahrgangs 1958:

1. W. Rauh. Beitrag zur Kenntnis der peruanischen Kakteenvegetation. DM 113.40.
2. W. Kuhn. Erzeugung mechanischer aus chemischer Energie durch homogene sowie durch quergestreifte synthetische Fäden. DM 2.90.

Inhalt des Jahrgangs 1959:

1. W. Rauh und H. Falk. Stylites E. Amstutz, eine neue Isoëtacee aus den Hochanden Perus. 1. Teil. DM 23.40.
2. W. Rauh und H. Falk. Stylites E. Amstutz, eine neue Isoëtacee aus den Hochanden Perus. 2. Teil. DM 33.—.
3. H. A. Weidenmüller. Eine allgemeine Formulierung der Theorie der Oberflächenreaktionen mit Anwendung auf die Winkelverteilung bei Strippingreaktionen. DM 6.30.
4. M. Ehlich und M. Müller. Über die Differentialgleichungen der bimolekularen Reaktion 2. Ordnung. DM 11.40.
5. Vorträge und Diskussionen beim Kolloquium über Bildwandler und Bildspeicherröhren. Herausgegeben von H. Siedentopf. DM 16.20.
6. H. J. Mang. Zur Theorie des α-Zerfalls. DM 10.—.

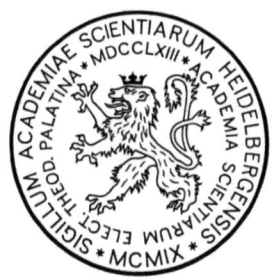

Sitzungsberichte der Heidelberger Akademie der Wissenschaften
Mathematisch-naturwissenschaftliche Klasse
Jahrgang 1973, 3. Abhandlung

F. W. Rieben

Zur Orthologie und Pathologie der Arteria vertebralis

(Vorgelegt in der Sitzung vom 2. Juni 1973 von W. Doerr)

Springer-Verlag Berlin Heidelberg GmbH 1973

ISBN 978-3-540-06446-6   ISBN 978-3-662-11000-3 (eBook)
DOI 10.1007/978-3-662-11000-3

Das Werk ist urheberrechtlich geschützt. Die dadurch begründeten Rechte, insbesondere die der Übersetzung, des Nachdruckes, der Entnahme der Abbildungen, der Funksendung, der Wiedergabe auf photomechanischem oder ähnlichem Wege und der Speicherung in Datenverarbeitungsanlagen bleiben, auch bei nur auszugsweiser Verwertung, vorbehalten.

Bei Vervielfältigung für gewerbliche Zwecke ist gemäß § 54 UrhG eine Vergütung an den Verlag zu zahlen, deren Höhe mit dem Verlag zu vereinbaren ist.

© by Springer-Verlag Berlin Heidelberg 1973.

Ursprünglich erschienen bei Springer-Verlag Berlin Heidelberg New York 1973

— Die Wiedergabe von Gebrauchs-
namen, Warenbezeichnungen usw. in diesem Werk berechtigt auch ohne besondere Kennzeichnung nicht zu der Annahme, daß solche Namen im Sinne der Warenzeichen- und Markenschutz-Gesetzgebung als frei zu betrachten wären und daher von jedermann benutzt werden dürften.

Universitätsdruckerei H. Stürtz AG, Würzburg

Zur Orthologie und Pathologie der Arteria vertebralis

F. W. Rieben

Pathologisches Institut der Universität Heidelberg

Mit 12 Abbildungen

Keine Arterie des menschlichen Körpers zeigt einen stärker verborgenen und komplizierteren Verlauf als die A. vertebralis. Geschützt durch die Querfortsätze der Halswirbel steigt sie nach cranial, um sich mit „dreister Akrobatik" (Gutmann, 1961) um Epistropheus und Atlas herumzuwinden. Aus diesem Grunde zählt sie, ebenso wie die distalen Zweidrittel der A. carotis, zu dem „Niemandsland zwischen Allgemein- und Neuropathologie" (Fisher, 1954).

Chiari (1905) und Hunt (1914) machten als erste auf die Bedeutung der A. carotis im cerebralen Infarktgeschehen aufmerksam. Dennoch dauerte es über 20 Jahre, bis im Schrifttum die ersten größeren Arbeiten (Dörfler, 1935; Dei Poli und Zucha, 1940) über die pathologischen Veränderungen der zum Gehirn führenden Schlagadern erschienen. Erst seit den 50er Jahren findet man in der Literatur umfassende Beobachtungen und Studien der vier extracranialen Hirnschlagadern, welche vor allem mit den Namen von Hutchinson und Yates (1956) verbunden sind.

Seit Gerlach (1884) seine Arbeit „Über die Bewegungen in den Atlasgelenken und deren Beziehungen zu der Blutströmung in den Vertebralarterien" veröffentlichte, haben viele Autoren teils mit Durchströmungsversuchen (De Kleijn und Nieuwenhuyse, 1927; Primbs und Weber, 1956; Toole und Tucker, 1960; Chrast und Korbicka, 1962) sowie mittels postmortaler Angiographie (Primbs und Weber, 1956; Tatlow und Bammer, 1957; Jaquet, 1961; Kunert, 1961; Weber, 1961) und Schädelrheographie (Kunert, 1961) den Einfluß der Kopf- und Halsbewegungen auf die Durchströmung der Vertebralarterien untersucht. Krogdahl und Torgersen machten 1940 auf die Möglichkeit der Schädigung der A. vertebralis durch uncovertebrale Exostosen aufmerksam. Auch die grundlegende Arbeit von Bärtschi-Rochaix (1949) „Migraine cervicale" hat die Literatur nachhaltig beeinflußt.

Das „pathologische Panorama" der A. vertebralis ist bunt, die Störungsmöglichkeiten sind vielfältig. Die vorliegende Arbeit versucht, einen Beitrag zur Kenntnis der Orthologie und Pathologie der A. vertebralis zu liefern.

Material und Methode

Bei 50 Verstorbenen wurden die Aa. vertebrales sorgsam präpariert. Die Auswahl war willkürlich und richtete sich einerseits auf Fälle, welche auf Grund der Anamnese (z.B. Hypertonus, entzündliche Gefäßerkrankungen, Basilarisinsuffizienz usw.) besondere pathologische Veränderungen erwarten ließen, andererseits jedoch auf eine, bezüglich der A. vertebralis „unauffällige" Vergleichsgruppe aus allen Altersschichten, wobei wir – wegen einer angiographischen Vergleichsstudie – Hirntumorfälle bevorzugten.

Nach Eröffnung der Leiche wurden die Abgänge beider Vertebralarterien freigelegt. Nach Herausnahme des Gehirnes wurden die intracranialen Vertebralarterienäste in situ belassen. Dann wurde nach einer von Becker (1959) angegebenen Methode die Halswirbelsäule zusammen mit der Hinterhauptschuppe entfernt. Noch unfixiert wurde die A. vertebralis aufgeschnitten, jedoch stets mit ihrer Umgebung im Zusammenhang belassen, was den Vorteil brachte, alle pathologischen Veränderungen, vor allem die Lokalisation der Arteriosklerose, in ihren Beziehungen zum umgebenden Gewebe studieren zu können. Das Präparat wurde in Formalin fixiert und anschließend genau untersucht, wobei jede pathologische Veränderung der Arterie bzw. besondere Eigenheiten des umgebenden Gewebes in vorgedruckte Formulare eingezeichnet wurden. Jede einzelne Arterie wurde dann an fünf Stellen, deren Auswahl wir nach verschiedenen Gesichtspunkten vornahmen, histologisch untersucht.

Vor allem interessierten uns der Gefäßabgang aus der A. subclavia, die Verlaufsstrecken in und zwischen den Foramina costotransversaria, die Gefäßkrümmungen um Epistropheus und Atlas, die „Reservefalte" in Höhe des Atlantoaxialgelenkes sowie der Durchtritt der Arterie durch die Membrana atlantooccipitalis. Wir fertigten dabei fast ausschließlich Längsschnitte an, welche, soweit möglich, das Strombahnufer im Zusammenhang zeigten. Hierdurch konnten wir die besonderen Wandveränderungen an Krümmungen sowie funktionell belasteten Stellen übersehen. Die histologischen Präparate wurden mit der üblichen Technik (Paraffin) gewonnen und den gewöhnlichen Färbungen unterworfen.

Orthologie der A. vertebralis

Zum Verständnis pathologischer Veränderungen der A. vertebralis sind die normale Anatomie, insbesondere die Ausbildung bestimmter Kurven sowie die Beziehung der Arterie zu ihrer Umgebung und die daraus resultierenden feingeweblichen Besonderheiten von Interesse. Auf Grund der unterschiedlichen funktionellen Belastung einzelner Arterienabschnitte und der damit verbundenen pathologischen Veränderungen

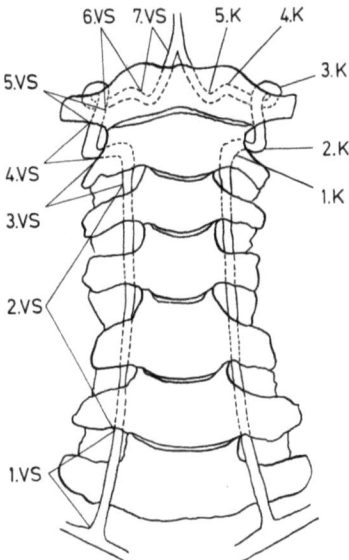

Abb. 1. VS = Verlaufsstrecke, K = Krümmung

sind wir zu einer Unterteilung des Arterienverlaufes in 7 charakteristische Verlaufsstrecken gekommen, welche 5 Krümmungen (Plötz, 1964; Doerr, 1964, 1970) aufweisen (Abb. 1).

Unter der *1. Verlaufsstrecke* verstehen wir den Arterienabschnitt, welcher sich vom Abgang aus der A. subclavia bis zum Eintritt in das Foramen costotransversarium des 6. HWK erstreckt. Dabei zieht die Arterie über den Querfortsatz des 7. HWK und beschreibt einen diskreten, nach ventral konvexen Bogen. Histologisch muß man die 1. Verlaufsstrecke unterteilen in einen kurzen (1 — 2 cm langen) caudalen Anteil, welcher häufig einen elastischen Gefäßwandtypus repräsentiert (Benninghoff, 1930; Bellingrath, 1954) sowie in einen cranialen, nach dem Prinzip der muskulären Arterien aufgebauten Anteil. Der letztere wiederum kann gewisse anatomische Besonderheiten im Wandaufbau aufweisen. So kommen in der Media längsgerichtete Muskelfaserbündel zur Darstellung, welche häufig subintimal oder adventitiawärts liegen und an den entsprechenden elastischen Membranen inserieren können. Nach Arbeiten von Häusler (1933), Schultze-Jena (1939), Fischer (1951) und Kurt Goerttler (1951) über die funktionellen Strukturen der Gefäßwand geht in diesem Zusammenhang u. a. hervor, daß bei Arterien mit derartigen Gefäßwandstrukturen eine Längsdehnung ohne begleitende Lumeneinengung möglich ist. Da Seitwärtsbewegungen des Kopfes sowie Rumpf- und Armbewegungen am Gefäßabgang der A. vertebralis „zerren", ist eine solche Funktion sehr willkommen.

Bei der *2. Verlaufsstrecke* handelt es sich um den Arterienabschnitt, welcher sich vom Foramen costotransversarium des 6. HWK bis kurz nach das Foramen costotransversarium des 3. HWK erstreckt. Dabei überkreuzt die Arterie die Spinalnerven und erzeugt an denselben sog. Druckfurchen (Kunert, 1961). Nach medial liegt die Arterie ständig der Halswirbelsäule an, nach ventral, lateral und dorsal besteht in rhythmischen Abständen das knöcherne Widerlager der Processus costotransversarii, welchen sich dorsal die Spinalnerven anschließen. Im Verlaufe der Wirbelzwischenräume dagegen ist das laterale und ventrale ebenso wie ein kleines dorsales Gefäßwandstück ohne festes Widerlager. Histologisch zeigt die Arterie den muskulären Bautypus, wobei in den inneren Mediaschichten reichlich elastische Elemente zu finden sind. Bei denjenigen Arterienstrecken, welche keinem festen Widerlager anliegen, sind auch in den äußeren Mediaschichten elastische Bestandteile vorhanden, so daß der Eindruck eines elastischen Bautypus entsteht. Da auch die Membrana elastica interna nicht selten Längsspaltungen aufzeigt, liegt die Vermutung nahe, daß die Arterienwand an den widerlagerlosen Stellen bezüglich ihrer elastischen Eigenschaften vermehrt beansprucht wird.

Im Anschluß an die 2. Verlaufsstrecke zieht die Arterie durch das Foramen costotransversarium des Epistropheus, wobei sie sich nach außen krümmt (*3. Verlaufsstrecke*). Diese erste Krümmung (Plötz, 1964; Doerr, 1964, 1970) variiert erheblich. Während junge Menschen meist nur eine angedeutete Gefäßbeugung zeigen, findet man bei älteren häufig eine spitzwinkelige Kurve. Dabei stößt die Außenkurve nicht selten an die Unterseite der seitlichen Circumferenz des 2. HWK, wo sie auch pulsatorische Knochenusuren erzeugen kann. Histologisch findet man im Bereiche der 1. Krümmung eine Vermehrung der elastischen Mediastrukturen sowie eine Spaltung bzw. eine Verdoppelung der Membrana elastica interna besonders an der konkaven Gefäßwandseite.

Unter der *4. Verlaufsstrecke* verstehen wir den Gefäßabschnitt, welcher sich nach der 1. Krümmung bis zum Querfortsatz des Atlas erstreckt. Dieses Gefäßstück wird von Kunert (1961) als „Atlasschleife" bezeichnet. Plötz (1964) und Doerr (1964, 1970) dagegen sprechen von der 2. Krümmung. Wir nennen dieses Gefäßstück im Hinblick auf seine Funktion die Pars mobilis der Vertebralarterie. Beobachtet man diesen Arterienabschnitt bei Drehungen im Atlantoaxialgelenk, so stellt man fest, daß es keine „Krümmung" im eigentlichen Sinne gibt, sondern daß es sich dabei nur um eine „Gefäßauffaltung" bei Mittelstellung des Kopfes handelt. Wendet man den Kopf z. B. nach links, so wird die linke Reserveschlinge gestreckt, nach außen torquiert und etwas nach dorsal verlagert. Die ursprüngliche Krümmung (Reservefalte) verschwindet dabei meist völlig, ja sie kann sich sogar umkehren, so daß an der Stelle der ehemaligen Innenkurve eine leichte Außenkurve und im Bereiche der früheren Außenkurve eine flache Innenkurve entsteht. Die in Normalstellung vorhandene Krümmung wandert nach cranial, häufig bis vor das Querfortsatzloch des Atlas. Die kontralaterale, der Gesichtsseite abgewendete 4. Verlaufsstrecke zeigt ebenfalls eine Längsdehnung sowie eine Torsion nach innen. Die bei Normalstellung vorhandene Kurve wandert nach caudal. Bei der Kopfwendung nach rechts findet dasselbe jedoch seitenverkehrt statt. Der Funktion dieser Arterienstrecke entsprechend ist auch der feingewebliche Wandaufbau (Abb. 2). Man beobachtet vor allem in den Unterabschnitten der Pars mobilis, also caudal der in Ruhe vorhandenen „Reserveschlinge", eine eigenartig konstruierte Media. Während das innere Mediadrittel den Aufbau einer muskulären Arterie mit deutlicher Vermehrung der elastischen Elemente erkennen läßt, weisen die äußeren Zweidrittel ein anderes Bauprinzip auf. Hier findet man gut abgegrenzte Muskelfaserbündel, welche in ihrer Verlaufsrichtung nicht allein zirkulär, sondern auch spiralig zur Längsachse angeordnet sind. Zwischen diesen „Muskellogen" liegt ein sich adventitiawärts verbreiterndes, an kollagenen Fasern reiches Interstitium, welches auch längsgerichtete Verschiebeschichten ausbildet. Die Adventitia enthält vereinzelt Längsmuskelzüge, dagegen auffallend wenig elastische Fasern und selten Vater-Pacinische Körperchen. Der eigenwillige und besondere feingewebliche Wandaufbau der Pars mobilis wird durch die Funktion verständlich. Der zum Teil spiralige Verlauf der logenähnlich abgegrenzten Muskelbündel, die breiten längs- und zirkulär angeordneten „Verschiebeschichten" sowie die an elastischen Fasern arme Adventitia mit vereinzelten längsangeordneten Muskelzügen ermöglichen neben einer Längsdehnung ohne konsekutive Lumeneinengung auch eine gewisse spannungsfreie Torquierung der Arterienwand, wobei die adventitiellen Längsmuskelbündel eventuell eine Art Rückstellfunktion erfüllen. Ob die Vater-Pacinischen Körperchen für dieses bewegliche System eine funktionelle Bedeutung besitzen, kann aus morphologischer Sicht nicht beantwortet werden. Es ist jedoch eher unwahrscheinlich, da die Lamellenkörperchen auch in jedem anderen Gefäßbezirk ohne eine direkte Beziehung zur Funktion angetroffen werden können. Der Elasticareichtum der inneren Mediaschicht ist möglicherweise für einen glatten Intimaverlauf bei den verschiedenen Bewegungen der Arterie verantwortlich. Insgesamt scheint die Arterienwand der Pars mobilis so konstruiert, daß sie annäherungsweise spannungsfrei und ohne bzw. nur geringgradige Lumeneinengung Beugungen und Längsdehnungen sowie eine Torquierung erduldet und somit einen weitgehend störungsfreien Blutzufluß zur hinteren Schädelgrube trotz Rotationsbewegungen im Atlantoaxialgelenk garantiert.

In der *5. Verlaufsstrecke* steigt die Arterie im Anschluß an die Pars mobilis durch das Foramen costotransversarium des Atlas auf, wendet sich nach dorsal und bildet so eine Kurve (3. Krümmung, Plötz, 1964;

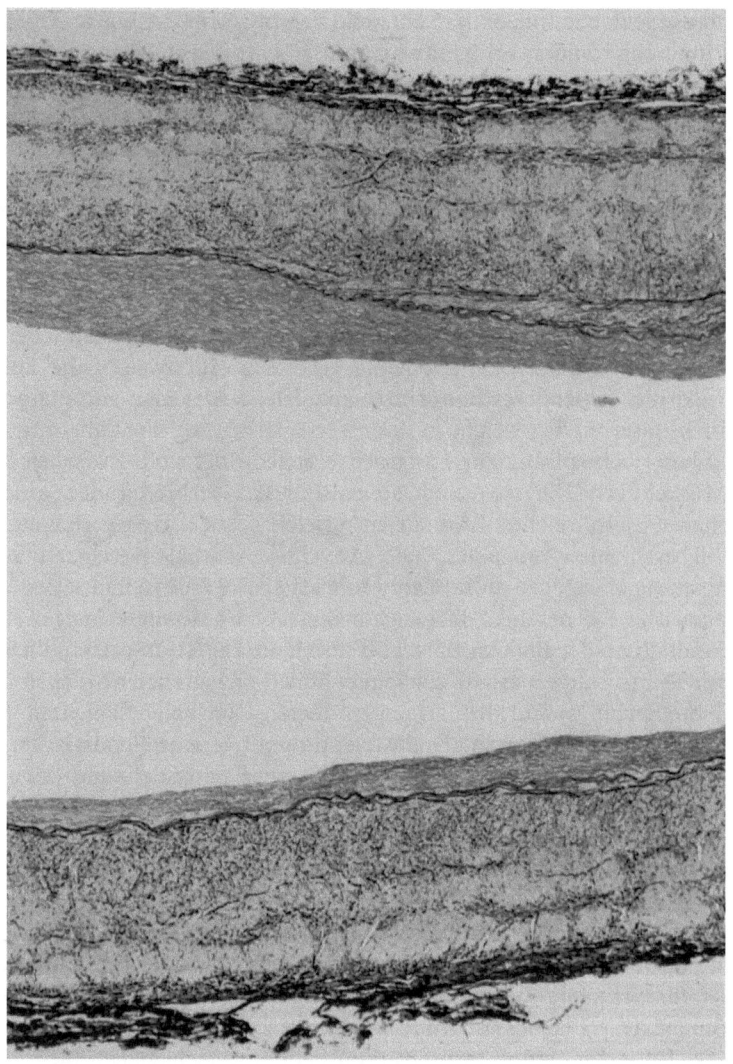

Abb. 2. „Pars mobilis". Längsschnitt der gesamten Arterienwand. Ausbildung einer muskulär-elastischen Intima; elasticareiche innere Media; adventitiawärts „Muskellogen" mit Verschiebeschichten; elasticaarme Adventitia. Paraffin, van Gieson-El., Photogramm, Vergr. 4 × 11

Doerr, 1964, 1970). In der anschließenden *6. Verlaufsstrecke* windet sich die A. vertebralis bogenförmig (4. Krümmung, Plötz, 1964; Doerr, 1964, 1970) zur Hinterfläche der Massa lateralis atlantis und durchzieht weiterhin in horizontaler Richtung den Sulcus arteriae vertebralis, welcher im hinteren Atlasbogen liegt. Histologisch zeigen die Innenkurven der 3. und 4. Krümmung meist Spaltungen der Membrana elastica interna sowie vermehrt elastische Elemente in der Media (Abb. 4b). Die Adventitia enthält vor allem im Bereiche der 3. Krümmung sehr viele elastische Fasern, was mit der funktionellen Belastung zusammenhängt. Am Ende des Sulcus vertebralis erhebt sich die Arterie aus der Horizontalen (5. Krümmung, Plötz, 1964; Doerr, 1964, 1970) und zieht nach cranialventral und medial. Sie gelangt so durch die Membrana atlantooccipitalis sowie die Dura mater hindurch in die hintere Schädelgrube, wo sie sich auf dem Clivus mit der gegenseitigen Arterie zur unpaaren A. basilaris vereinigt (*7. Verlaufsstrecke*). Die Arterie ist im Durchtritt durch die Membrana atlantooccipitalis und Dura mater fest an diese fixiert, so daß ein Ablösen manchmal nur scharf möglich ist. Diese Besonderheit ist nicht unbedeutend, da durch Rückwärtsbeugung und Seitwärtsneigung des Kopfes eine Torquierung des Gefäßes durch die Membrana atlantooccipitalis resultieren kann. Auch können Bewegungen im Atlantoaxialgelenk über eine vermehrte Duraspannung die Lumenweite beeinflussen. Histologisch unterscheidet man bei der 7. Verlaufsstrecke zwei Teile, den cervicalen sowie den intracranialen Anteil. Der erstere weist im Vergleich zu der weiter proximal gelegenen A. vertebralis eine deutliche Verminderung der elastischen Mediaelemente auf, der letztere läßt diese teilweise völlig vermissen, ist dafür jedoch mit einer sehr kräftigen Membrana elastica interna ausgerüstet. Auch erweist sich die Media des intracranialen Anteiles der A. vertebralis als weniger muskelstark.

Eine wichtige Frage stellt die Befestigung der A. vertebralis während ihres gesamten Verlaufes dar. Bezüglich der 2. Verlaufsstrecke schließen wir uns der Ansicht Kunerts (1961) an, daß die Arterie in den Foramina costotransversaria nicht fixiert, sondern nur locker aufgehängt sei. Im Bereiche der 1. und 3. Krümmung dagegen ist die Arterie an den umgebenden Knochenstrukturen relativ gut befestigt, was für die Funktionstüchtigkeit der Pars mobilis nicht unwichtig sein dürfte. Einen weiteren festen Aufhängepunkt stellt der Durchtritt durch die Membrana atlantooccipitalis und Dura mater dar. Im Bereiche des Sulcus arteriae vertebralis dagegen können die Befunde wechselnd sein. In der Umgebung der Arterie findet man während des gesamten Verlaufes Venen und Venengeflechte, welche im Bereiche der knöchernen Widerlager wohl eine Art Kissenfunktion ausüben (Meyer, 1964).

Kaliberschwankungen und Verlaufsanomalien

Kaliberschwankungen der A. vertebralis werden von Riechert (1952), Bellingrath (1954), Hutchinson und Yates (1956), Neimanis (1956), Krayenbühl und Yasargil (1957), Jaquet (1961), Kunert (1961), Plötz

(1964) und anderen erwähnt. Bei unseren Untersuchungen beobachteten wir in 77% der Fälle Kaliberschwankungen in zum Teil recht erheblichem Ausmaße. Die linke A. vertebralis war in 37%, die rechte dagegen in 40% weiter als die gleichnamige Arterie der Gegenseite. Hypoplasien fanden wir links in 10%, rechts in 5% aller Fälle. Diese Ergebnisse weichen deutlich von denen der meisten Autoren ab, welche die linke Vertebralarterie stärker entwickelt fanden.

Verlaufsanomalien des extracranialen Arterienanteiles konnten wir in zwei Fällen beobachten. Hierbei trat die A. vertebralis nicht wie üblich in das Foramen costotransversarium des 6. HWK ein, sondern verlief prävertebral, um erst zwischen 3. und 2. HWK in ihre normale Verlaufsstrecke einzubiegen. Der Ursprung der Arterie war, wenngleich seitendifferent, in beiden Fällen an der Teilungsstelle von A. carotis und A. subclavia. Ähnliche Beobachtungen finden wir auch bei Krayenbühl und Yasargil (1957), Plötz (1964) und anderen.

Beeinflussung der Strömungsverhältnisse in der A. vertebralis durch verschiedene Kopfdrehungen und Halshaltungen

Daß gewisse Kopf- und Halshaltungen zu unangenehmen subjektiven Empfindungen, vor allem Schwindelerscheinungen, führen können, ist klinisch bekannt. Während jedoch ein Teil der Forscher (Bärtschi-Rochaix, 1949; Kaeser, 1955; Unterharnscheidt, 1956; Gutmann, 1961, und andere) diese Erscheinungen mit einer Reizung des hinteren Halssympathicus (Nervus vertebralis) in Zusammenhang bringen, erklären andere (Gegenbauer, 1885; De Kleijn und Nieuwenhuyse, 1927; Primbs und Weber, 1956; Tatlow und Bammer, 1957; Toole und Tucker, 1960; Kunert, 1961; Weber, 1961; Chrast und Korbicka, 1962; Chrast, 1969, und andere), daß die mechanische Drosselung der A. vertebralis eine der ursächlichen Faktoren sei. Die meisten Autoren konnten an Leichen mittels Durchströmung oder Angiographie bzw. an Lebenden mittels Schädelrheographie fast übereinstimmend nachweisen, daß extreme Kopf- und Halsbewegungen, insbesondere eine Beugung des Kopfes nach rückwärts zusammen mit einer Rotation, in der kontralateralen A. vertebralis (in der Arterie, von welcher sich der Kopf abwendet) eine stärkere Drosselung des Blutstromes hervorrufen. (Ausführliche Literatur bei Chrast, 1969.) Wir haben an 6 Verstorbenen die A. vertebralis beidseits mit Wasser unter einem Druck von 180 cm H_2O durchströmt und die Durchflußgeschwindigkeit beider Arteriae vertebrales bei extremen Kopf- und Halsbewegungen beobachtet (Rückwärtsbeugung, Rotation usw.). Dabei konnten wir die Befunde der vorausgehenden Untersucher bestätigen. Vor allem bei stärkerer Rotation und Rückwärtsbeugung wurde eine Strömungsverlangsamung auf der kontralateralen Seite gesehen. Auch bei

Zur Orthologie und Pathologie der Arteria vertebralis 13

einer starken Rückwärtsbeugung des Kopfes ohne jegliche Rotation kam es zu einer Drosselung der Durchströmungsgeschwindigkeit in beiden Vertebralarterien. Es muß jedoch betont werden, daß dieser Befund nicht regelmäßig erhoben werden konnte. Bei diesen Versuchen ging es uns nicht darum, die Ergebnisse früherer Untersucher zu bestätigen, sondern wir hatten uns die Aufgabe gestellt zu klären, wo im Verlaufe der A. vertebralis durch mechanische Kompression bzw. durch Torsion oder Längsdehnung eine Stenosierung des Gefäßes mit der daraus resultierenden Minderdurchströmung zustande käme. Wir gingen dabei so vor, daß wir zuerst feststellten, bei welchen Kopf- und Halshaltungen eine Drosselung des Blutdurchflusses auftrat. Danach präparierten wir die Arterie in ihren Kanälen frei, wobei wir nach Beseitigung eines jeden „potentiellen Hindernisses" erneut die Durchströmungsgeschwindigkeit beider Arterien in den vorgemerkten Kopfhaltungen kontrollierten. Unsere Versuchsreihe hatte folgende Ergebnisse: In vier Fällen gelang es uns, durch Abtragung der Hinterhauptschuppe sowie durch Lösung der Arterie aus der von Membrana atlantooccipitalis und Dura mater gebildeten „Zwinge", die bei Rückwärtsbeugung und Rotation des Kopfes auftretenden Strömungsverlangsamungen weitgehend zu beseitigen. Eine völlige Regelmäßigkeit des Wasserdurchflusses bei verschiedenen Kopf- und Halshaltungen wurde jedoch erst dann erreicht, wenn die Arterie durch Aufbrechen der Foramina costotransversaria entlastet war. In den übrigen beiden Fällen hatte die Entfernung der Hinterhauptschuppe nur wenig Einfluß auf die Durchströmungsgeschwindigkeit. Hier führte erst die Eröffnung der Foramina costotransversaria zum Erfolg. Bei allen sechs Versuchen haben wir den Einfluß der Pars mobilis auf die Durchströmungsgeschwindigkeit bei verschiedenen Kopf- und Halshaltungen beobachtet. Zweifellos erzeugt die bei Rotation und Rückwärtsbeugung des Kopfes auftretende Längsdehnung und Torsion der Pars mobilis eine Strömungsverlangsamung, welche jedoch im Vergleich zu den beiden anderen Mechanismen geringer zu veranschlagen ist. Eine mechanische Beeinflussung der Durchströmungsgeschwindigkeit der Aa. vertebrales bei Verstorbenen ist also an drei Stellen möglich: der 6. und 7. Verlaufsstrecke, der 2. Verlaufsstrecke sowie der 4. Verlaufsstrecke (Pars mobilis).

Für die Durchströmungsbeeinträchtigung im Bereiche der 6. und 7. Verlaufsstrecke sind möglicherweise zwei Faktoren verantwortlich. Einerseits ruft eine Rückwärtsbeugung des Kopfes eine Kompression der Arterie zwischen Occiput und Atlas und somit eine Lumenstenosierung hervor (Primbs und Weber, 1956; Weber, 1961). Andererseits jedoch könnte die Arterie beim Durchtritt der Membrana atlantooccipitalis und Dura mater durch obige Kopfbewegungen eine gewisse Beeinträchtigung erfahren. Bei der Präparation des Arterienverlaufes gelang es uns in 10 Fällen nachzuweisen, daß die A. vertebralis durch diese „Zwinge"

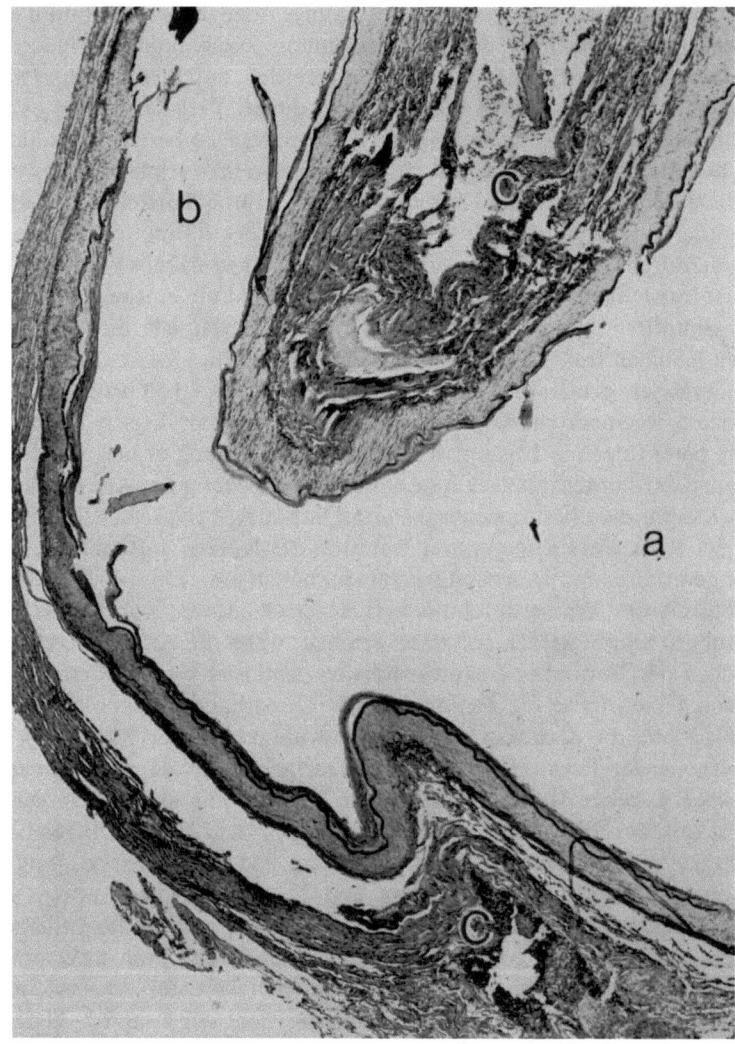

Abb. 3. 68 Jahre alt gewordener Mann. Sanduhrartige Einschnürung der A. vertebralis beim Durchtritt durch Membrana atlantooccipitalis und Dura mater. „Sackförmige" Erweiterung des cervikalen Gefäßanteiles rechts. a Extracranialer Arterienanteil vor dem Durchtritt durch die Membrana atlantooccipitalis und Dura mater (c). b Intracranialer Arterienanteil nach dem Durchtritt durch c. c Anteile der Membrana atlantooccipitalis und der Dura mater. Paraffin, van Gieson-El., Photogramm, Vergr. 2,5 × 10

schon bei Normalhaltung des Kopfes eine relative Stenosierung erleiden kann (Abb. 3).

Bei Verstärkung der Halslordose zusammen mit einer Rotation erfährt die A. vertebralis in ihrem Verlauf durch die Foramina costotransversaria (2. Verlaufsstrecke) eine Streckung und Torsion, durch welche die Durchströmungsgeschwindigkeit negativ beeinflußt werden kann. Die von Primbs und Weber (1956) gemachten Versuche können diese Beobachtung jedoch nicht bestätigen. Eine mäßige Durchströmungsbeeinträchtigung erleidet die Arterie durch Längsdehnung sowie Torsion der 4. Verlaufsstrecke (Pars mobilis). Dies wurde auch von De Kleijn und Nieuwenhuyse (1927), Tatlow und Bammer (1957) sowie Weber (1961) beobachtet. Daß durch Kopfbewegungen keine höhergradigen Stenosen im Bereiche dieses Arterienstückes entstehen, ist allein der sinnvollen, funktionell ausgerichteten Wandkonstruktion zu verdanken.

Altersbedingte Veränderungen der A. vertebralis

1. Intima und Membrana elastica interna

Säuglinge und Kleinkinder haben keine eigentliche Intima. Das zarte Endothel liegt ohne Zwischenschaltung von Bindegewebe der Membrana elastica interna an. Erst mit der Pubertät findet man vereinzelt, vor allem an den Innenkrümmern, ein zartes intimales Maschenwerk (Abb. 4a und b). Bis zum 30. Lebensjahr nimmt das intimale Gewebe weiter zu, so daß die Intimabreite je nach strömungsbedingter Beanspruchung 20–100% der Mediabreite (Abb. 5) beträgt. Die unterschiedlich starke Ausbildung der Intima hängt mit der funktionellen Belastung der einzelnen Gefäßpartien zusammen. So kann die Intimabreite im Bereiche der 1., 3. und 4. Krümmung bis zu 100% der Mediabreite betragen, in der Gegend der Pars mobilis jedoch erreicht sie nur 5–10%. Ähnliche Beobachtungen bezüglich der Intimaentwicklung finden wir bei Bellingrath (1954). Das intimale Mesenchym besteht zunächst aus netzartig zusammenhängenden, langgestreckten Zellen mit länglichen, zum Teil ovoiden Kernen, zwischen denen in der Elasticafärbung feinste Fäserchen sichtbar werden. Man gewinnt den Eindruck, daß die elastischen Fäserchen von den intimalen Mesenchymzellen gewissermaßen in Spannung gehalten würden. Durch elektronenoptische Untersuchungen (Haust und More, 1958; Scott et al., 1970, und andere) sowie in der Zellkultur (Scott et al., 1970) konnten die intimalen Mesenchymzellen als glatte Muskelfasern identifiziert werden. Mit McGill et al. (1963) sprechen wir deshalb von einer muskulär-elastischen Intimaverdickung. Gleichzeitig mit der physiologischen Intimaverbreiterung treten auch die ersten Veränderungen an der Membrana elastica interna auf. Vor allem an den hämodynamisch stärker belasteten Innenkurven findet man Abspaltungen bzw. Neubildungen von elastischen Lamellen, welche meist adventitiawärts von der originären, gut unterscheidbaren Membrana elastica interna zu liegen

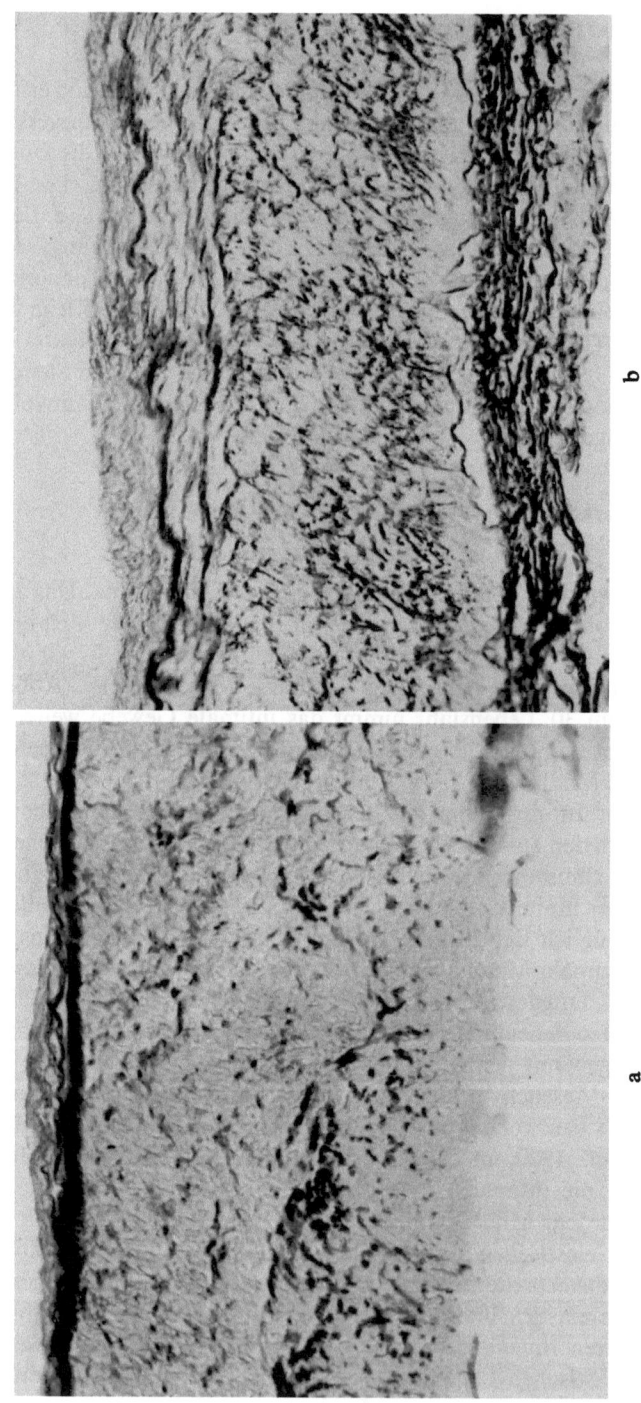

Abb. 4a—b. 16 Jahre alt gewordener Junge. Beginnende Entwicklung der muskulärelastischen Intima. a Hämodynamisch nicht sonderlich belastete Gefäßstrecke. b Innenkrümmer mit breiterer Intima, Spaltung der Membrana elastica interna und Elasticareichtum der Media. Beide Schnitte Paraffin, van Gieson-El, Photogramme, Vergr. a etwa 230mal und b etwa 150mal

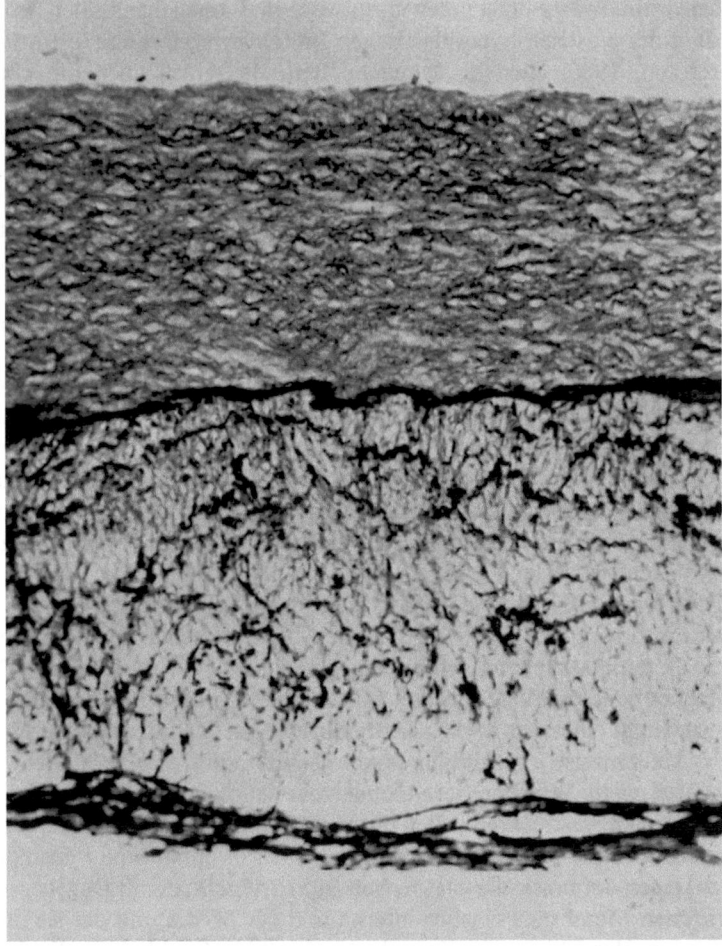

Abb. 5. 36 Jahre alt gewordener Mann; hämodynamisch nicht sonderlich belastete Gefäßwand. Volle Ausprägung einer muskulär-elastischen Intima. Paraffin, van Gieson-El., Vergr. 10 × 16

kommen. Nur selten sind elastische „Neubildungen" intimawärts zu beobachten. Die elastischen Lamellen sind meist durch mesenchymale Zellen untereinander verbunden, welche einen langgestreckten Zelleib mit länglichen Kernen aufweisen und als Muskelzellen anzusprechen sind. Die muskulären Brücken inserieren an den adventitiawärts von der Membrana elastica interna gelegenen elastischen Lamellen meist senkrecht und imitieren so den Aufbau elastischer Arterien, dagegen liegen sie zu den intimawärts entstandenen elastischen Lamellen parallel, so daß das Bild der elastisch-hyperplastischen Intimaverbreiterung (Jores, 1903; Hieronymi, 1956) entsteht. Ähnliche Befunde zeigen auch die Untersuchungen von Bellingrath (1954).

Jenseits des 50. Lebensjahres nimmt der Fasergehalt der Intima deutlich zu. Manchmal entsteht eine Zweischichtung der Intima (Abb. 10), welche unter „Arteriosklerose" noch näher beschrieben wird. Auch gewinnt man den Eindruck, daß die muskulär-elastische Intimaschicht im 6. Dezennium eine leichte Verschmälerung aufweist, um sich im 7. und 8. Dezennium wieder zu verbreitern. Dies hängt möglicherweise mit der in dieser Zeit einsetzenden Mediadegeneration und der damit verbundenen Erweiterung und Verlängerung des Gefäßes zusammen.

Spätestens ab dem 55. Lebensjahr, mit zunehmendem Alter fortschreitend, treten Degenerationserscheinungen an der Membrana elastica interna auf. Diese bestehen zunächst in einer Verbreiterung sowie einem veränderten färberischen Verhalten. In der HE-Färbung erscheint dabei das elastische Material stärker anfärbbar und glänzend, in der Elasticafärbung dagegen ist die Membrana elastica interna schwächer tingiert und von blaß-violetter Farbe.

Etwa vom 60. Lebensjahr ab kommt es zu Abrissen der Membrana elastica interna (Abb. 6), wobei sich die Media zwischen den zusammengeschnurrten elastischen Membranen „buckelartig" vorwölbt. Ebenfalls in dieser Lebensspanne beobachtet man zwischen der muskulär-elastischen Intimaschicht einerseits sowie der Membrana elastica interna andererseits breite, stellenweise rhythmisch hintereinander auftretende, stellenweise auch über weite Strecken verlaufende rein cellulare „Polster" (Abb. 6), welche aus langgestreckten Zellen mit zigarrenähnlichen Kernen aufgebaut erscheinen. Diese muskulären Zellagen stellen offenbar eine Verbindung her zwischen der muskulär-elastischen Intimaschicht, der in Degeneration begriffenen Membrana elastica interna und der Media, mit der sie durch die Lücken der Elastica in Kontakt treten (Abb. 6). Ähnliche Beobachtungen machte Hieronymi (1956) an den Femoralarterien. Er bezeichnete diesen Vorgang als „Medianisierung" des äußeren Intimadrittels. Welche funktionelle Bedeutung diesen neugebildeten muskulären Längsschichten zukommt, ist nicht ganz klar. Sie bilden vielleicht eine intramurale Verschiebeschicht, die dem allgemeinen Elastizitätsschwund der Arterienwand entgegenwirken soll. Jedenfalls besteht ein zeitlicher Zusammenhang zwischen der Ausbildung der „muskulären Intimaschichten" und dem Auftreten der degenerativen Veränderungen von Intima und Media. Besondere Zeichen der Alterung zeigt die Membrana elastica interna der intracerebral gelegenen Verlaufsstrecke der A. vertebralis. Hier beobachtet man bereits mit Beginn der 5. Lebensdekade eine herdförmige Verkalkung und Zerstörung der Membrana elastica interna, wobei nicht

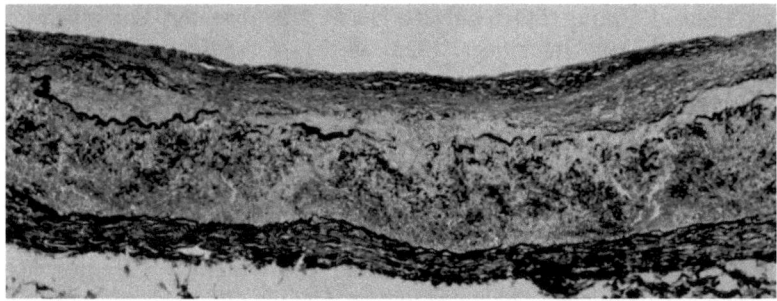

Abb. 6. 75 Jahre alt gewordener Mann. Abrisse der Membrana elastica interna. Zwischen Intima und zusammengeschnurrter Membrana elastica interna rhythmisch auftretende, hellere Zonen; keine Artefakte, sondern längsgerichtete Muskelfaserzüge mit Kontakt zur Media. „Körniger Zerfall" der elastischen Mediaelemente mit Ausbildung „klecksartiger" Bezirke. Paraffin, van Gieson-El., Photogramm, Vergr. etwa 34 mal

selten noch eine Desintegration der angrenzenden Media durch Kalkherde stattfindet (Dörfler, 1935; Dei Poli und Zucha, 1940; Hieronymi, 1956).

2. Media

Bis zur 3. Lebensdekade nimmt die Anzahl der Muskelfasern der Media zu, so daß eine deutliche Mediaverbreiterung resultiert. Dieser Prozeß ist von einer kontinuierlichen Vermehrung der elastischen Mediaelemente begleitet. Diese Befunde entsprechen weitgehend dem Verhalten anderer muskulärer Arterien, z. B. der A. lienalis und renalis (Staemmler, 1923; Hieronymi, 1956). Auf den unterschiedlichen Wandaufbau in den einzelnen Abschnitten des Arterienverlaufes wurde schon unter normaler Anatomie hingewiesen. Die ersten Zeichen der physiologischen Alterung beobachtet man mit Beginn der 6. Lebensdekade. Vor allem die intimanah gelegenen elastischen Fasern zerfallen in kleine, stark geschlängelte Bruchstücke (Abb. 6) und zeigen einen „körnigen Zerfall" (Weiszmann und Neumann, 1890; Zwingmann, 1891; Dmitrijeff, 1897). Nach Bellingrath (1954) beginnt die elastische Degeneration der A. vertebralis in der adventitianahen Media. Diesen Befund können wir durch unsere Untersuchungen nicht bestätigen. Anfang der 7. Lebensdekade treten noch andere Degenerationsformen der elastischen Mediaelemente auf. Vor allem in den mittleren und adventitianahen Mediaabschnitten findet man größere, in der Elastica-van Gieson-Färbung bräunlich-violette Schollen, welche herdförmig zu kleinen „Klecksen" konfluieren können (Abb. 6). Ebenfalls Anfang der 7. Lebensdekade sind erstmalig in den mittleren und äußeren Mediaschichten landkartenförmige, in der Elastica-van Gieson-Färbung rötlich tingierte Herde zu beobachten. Es handelt sich dabei um die von Staemmler (1923) an der A. renalis und lienalis ausführlich beschriebene sog. „fibröse Entartung" der Mediamuskulatur. Eine Abnahme der fibrösen Entartung nach der Arterienperipherie zu (Staemmler, 1923; Bellingrath, 1954) ließ sich durch unsere Untersuchung nicht nachweisen. Insgesamt beobachtet man nach dem 60. Lebensjahr oben beschriebene, mit fortschreitendem Alter deutlich zunehmende Degeneration der elastischen und muskulären Mediabestandteile, welche von einer Erweiterung des Gefäßlumens, einer Verdünnung der Mediaschicht sowie einer deutlichen Schlängelung der Gefäßwand begleitet wird. Die oben beschriebenen Zerreißungen der Membrana elastica interna (Abb. 6) sind zwar Folge der eigenständigen Alterung des elastischen Materials, andererseits werden sie jedoch durch die Lumenerweiterung und Schlängelung (Verlängerung) der Arterie begünstigt.

„Elastische Degeneration" und „fibröse Entartung" der Media erreichen an den Außenkurven, insbesondere im Bereiche der Atlasschleife oft solche Ausmaße, daß anstatt echter Mediastrukturen nur eine beinahe homogene, in der Elastica-v. Gieson-Färbung rötlich-bläuliche „Masse" zu beobachten ist. Dieser Prozeß wird von einer hochgradigen Mediaverdünnung begleitet. Auf die übrigen mit den örtlichen Bedingungen zusammenhängenden Unterschiede der Mediadegeneration soll hier nicht eingegangen werden.

3. Adventitia

Die Adventitia zeigt etwa vom 50. Lebensjahr an eine mäßige Verbreiterung und Zunahme der kollagenen Fasern sowie Degenerationserscheinungen der elastischen Elemente, bestehend aus einer Änderung der Färbbarkeit und „körnigem Zerfall".

Hieronymi (1956) hat ausführlich die altersbedingten Wandveränderungen verschiedener elastischer und muskulärer Schlagadern beschrieben. Seine Ergebnisse ähneln teilweise unseren Befunden. Vergleichbare Wandveränderungen treten jedoch an den Vertebralarterien erst deutlich später (über 20 Jahre) auf.

4. Beeinträchtigung des Arterienverlaufes durch Altersveränderungen der Arterie und der Halswirbelsäule

Als Folge der physiologischen Gefäßalterung beobachtet man eine Erweiterung des Gefäßlumens sowie eine Gefäßelongation mit konsekutiver Schlängelung. Dieser Prozeß ist für den Gefäßverlauf nicht ganz ohne Bedeutung. Nicht selten beobachtet man bei alten Menschen, daß die A. vertebralis durch die Membrana atlantooccipitalis sowie die Dura

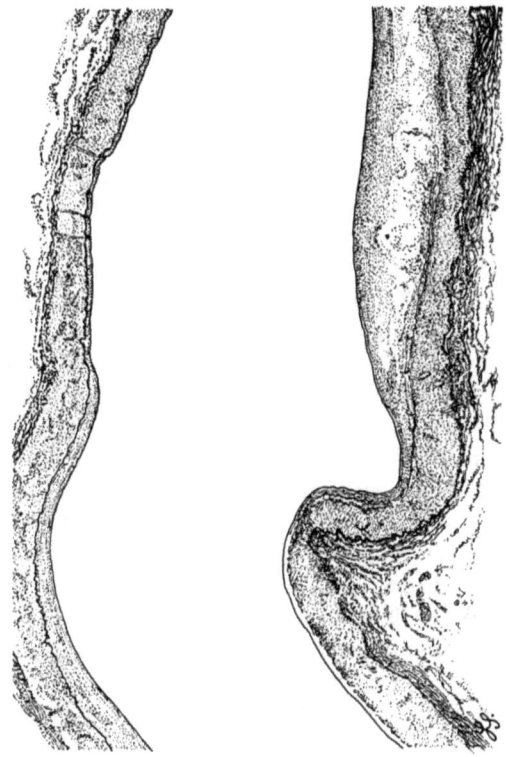

Abb. 7. 80 Jahre alt gewordene Frau. „Spornartig" vorspringende Gefäßwand über uncovertebraler Exostose, welche im histologischen Schnitt herausgelöst ist. Hinter der Wandauffaltung langgezogenes Atherombeet. Paraffin, van Gieson-El., Handzeichnung, Vergr. etwa 8,5 mal

mater sanduhrähnlich eingeengt wird. Dabei ist die craniale Impression meist wesentlich stärker ausgeprägt als die caudale. Diese Erscheinung findet in der senilen Gefäßdilatation einerseits sowie der festen Fixation der Arterie in einer offenbar kaum erweiterungsfähigen „Zwinge" ihre Erklärung. Die vor der Membrana atlantooccipitalis gelegene 5. Krümmung der Arterie kann dabei stark ektasiert sein (Abb. 3).

Von seniler Gefäßektasie und -elongation besonders betroffen ist die Pars mobilis der Vertebralarterie. Die 2. Krümmung der A. vertebralis faltet sich dabei manchmal so stark auf, daß zuführende und abführende Gefäßwand der medial gelegenen Innenkrümmung beinahe parallel verlaufen. Diese Erscheinung imponiert am eröffneten Gefäß als Faltenbildung. An der Innenkurve der nun weitgehend fixen 2. Krümmung können jetzt durchaus stärkere arteriosklerotische Beete entstehen.

Weitere Bedeutung für den Verlauf der A. vertebralis haben die regressiven Gefäßveränderungen an der 2. Verlaufsstrecke. Da die Arterie in den Foramina costotransversaria locker befestigt ist, kommt es bei der senilen Gefäßelongation zu leichten Knickbildungen der Arterie im Bereiche der freien Zwischenräume. Dabei wendet sich die Arterie meist nach außen, manchmal auch nach dorsal in den Raum über den Spinalnerven. Diese Befunde entsprechen den Angaben Kunerts (1957).

Senile Gefäßdilatation einerseits, sowie die Ausbildung von Exostosen im Rahmen einer uncovertebralen Spondylose (Krogdahl und Torgersen, 1940; Kuhlendahl, 1953; Kunert, 1957, 1961, und andere) andererseits können eine lokale Kompression der Arterie von medial bewirken (Pichler, 1952; Riechert, 1952; Hutchinson und Yates, 1956; Kunert, 1957, 1961; Weber, 1961, und andere). In drei Fällen konnten wir Exostosen beobachten, welche zu Lumenstenosen von nur geringem Ausmaße führten. Dies entspricht den Angaben Kunerts (1957), der ebenfalls keine höhergradigen Lumeneinengungen der A. vertebralis durch uncovertebrale Randwülste nachweisen konnte. Wir haben diese Stellen genau untersucht, um einen möglichen Zusammenhang zwischen lateralen uncovertebralen Exostosen und Arteriosklerose (Kunert, 1957, 1961) zu klären. Nach unseren Untersuchungen kommt es an den spornartig in das Gefäßlumen vorspringenden Wandstücken nicht zu nennenswerten arteriosklerotischen Veränderungen. Dagegen befindet sich direkt hinter diesem Sporn ein breites Atherombeet, welches man als Folge einer Turbulenzströmung deuten kann (Abb. 7).

Arteriosklerose der A. vertebralis

Wir hatten die Arterie in 7 Verlaufsstrecken unterteilt. Die arteriosklerotischen Veränderungen werden für jede dieser Arterienstrecken getrennt besprochen.

Am Abgangsbereich der A. vertebralis aus der A. subclavia finden sich unterschiedliche Veränderungen. Dies hängt mit dem stark variierenden Abgangswinkel zusammen. Einerseits beobachtet man, daß die Arterie senkrecht von der Konvexität des Subclaviabogens aufsteigt, andererseits jedoch findet man spitzwinkelige Abgänge ähnlich denen der A. mesenterica superior aus der Aorta. Die dorsale Wand der A. subclavia geht meistens nahezu tangential in die Hinterwand der Vertebralarterie über. Die verschiedenen Winkel, welche die vordere und hintere sowie die seitliche Gefäßwand der A. vertebralis mit der A. subclavia an der Abgangsstelle bilden, bedingen eine starke Variation im morphologischen Bild der Arteriosklerose einzelner Ostiumbezirke. So findet man an den stumpfwinkeligen Strecken meist ausgeprägte arteriosklerotische Veränderungen (Ödem, Schaumzellbildung, Ödemnekrosen, Verfettung und Kalkeinlagerung). Ein Mediaeinbruch wird jedoch nicht beobachtet. Diese arteriosklerotischen Beete sind meist streng lokalisiert und enden abrupt. Die mehr spitzwinkeligen Abgangsstrecken dagegen lassen auf dem gegen das Lumen vorspringenden „Sporn" nur geringe, meist stationäre Veränderungen erkennen, welche hauptsächlich aus einer Intimafibrose bestehen. Jedoch kann man auch eine Verfettung der tiefen Intimaschichten beobachten. Die von Zahn und Goerttler (1971) gefundenen arteriosklerotischen Veränderungen am Ursprung der Mesenterialschlagadern entsprechen weitgehend unseren Beobachtungen bezüglich der Vertebralarterienursprünge. Mit diesen Autoren nehmen wir an, daß der bevorzugte arteriosklerotische Befall der stumpfwinkelig abgehenden Arterienbezirke durch besondere hämodynamische Verhältnisse an Krümmerstrecken erklärt werden kann.

Eine dritte Form der arteriosklerotischen Abgangsveränderung findet man in den häufig nahezu tangential verlaufenden dorsalen Übergangsstrecken. Hier lassen sich zwei typische, jedoch völlig entgegengesetzte Befunde nachweisen. Einmal beobachtet man ein Ödem der tiefen Intimaschichten, welches von der A. subclavia kontinuierlich auf die A. vertebralis übergreift (Grundwasserdrift; Doerr, 1963) und oft Schaumzellen sowie Cholesterinnadeln enthält (Abb. 8). Diese mikroskopischen Veränderungen erklären auch den häufig beobachteten, in Längsrichtung verlaufenden schmalen Lipoidstreifen, welcher sich ausschließlich an der dorsalen Circumferenz der Arterienwand findet.

Zum anderen kann sich in der Intima der dorsalen Subclavia-Vertebralis-Nahtstelle ein aus kollagenen Fasern bestehendes Beet befinden, welches zur A. vertebralis hin beinahe abrupt abbricht (Abb. 9). Derartige Bindegewebspolster sollen nach Linzbach (1957/58) den Intimaraum an den Abgangsstellen blockieren und so den Einstrom von Gewebsflüssigkeit in die Intima der Seitenäste behindern.

Das craniale Gefäßstück der 1. Verlaufsstrecke (bis zum Eintritt in das Foramen costotransversarium des 6. HWK) zeigt meist an der dorsalen Circumferenz in Längsrichtung verlaufende Lipoidbeete und -straßen, welche mit besonderer Vorliebe in dem Arterienabschnitt liegen, welcher in einem leicht konvexen Bogen den Querfortsatz des 7. HWK überkreuzt. Auch für die bevorzugte Lokalisation dieser arteriosklerotischen Veränderung kann man die besondere hämodynamische Situation an Gefäßkrümmungen verantwortlich machen.

Auf die rhythmische Anordnung der Lipoidinfiltration im Bereiche des cervicalen Verlaufteiles der A. vertebralis wies als erster Meyer (1964) hin. Die Ergebnisse unserer Untersuchungen stimmen mit den Befunden Meyers (1964) völlig überein. Wir fanden in etwa jedem 5. Falle arteriosklerotische Veränderungen in rhythmischer Folge. Diese liegen meist in der dorsolateralen Circumferenz desjenigen Arterienstückes, welches ohne

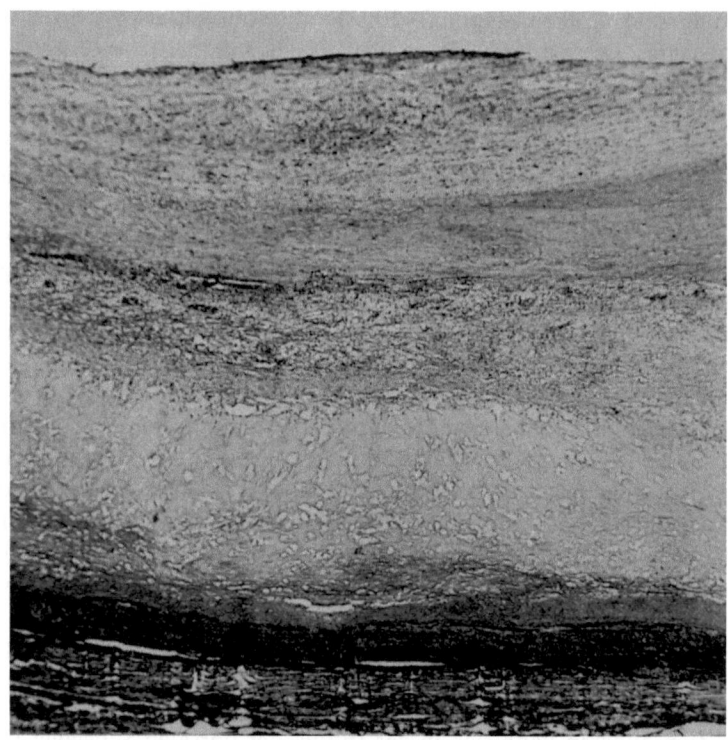

Abb. 8. 56 Jahre alt gewordener Mann. An Fettstoffen reiches, langgestrecktes Ödem der tiefen Intimaschichten. Paraffin, van Gieson-El., Photogramm, Vergr. 2,5 × 10

festes Widerlager zwischen zwei Foramina costotransversaria verläuft. Mikroskopisch handelt es sich dabei um ein schaumzellreiches Ödem der Intima mit deutlicher Tendenz zu Quellungsnekrosen. Bei der Suche nach Gründen für diese rhythmische Lokalisation fiel uns auf, daß sich unter den 11 Beobachtungen 5 Fälle mit Vertebralishypoplasie der einen Seite und kompensatorischer Hyperplasie der anderen Seite befanden. Die genannten Veränderungen lagen stets im Bereiche des kompensatorisch erweiterten Gefäßes. Weiter sahen wir einen Fall mit Verschluß der A. carotis interna beidseits und ausgeprägter, kompensatorischer Erweiterung beider Vertebralarterien. Die übrigen 5 Beobachtungen ließen bis auf eine ebenfalls stark erweiterte Vertebralarterien erkennen. Die durchschnittliche Gefäßweite, ausgedrückt durch die Breite des aufgeschnittenen Gefäßes, betrug bei den Arterien mit rhythmischer Arterioskleroselokalisation 1,3 cm, bei den übrigen dagegen nur 1,0 cm. Wir können somit die Befunde Meyers (1964) bestätigen, welcher einen Zusammen-

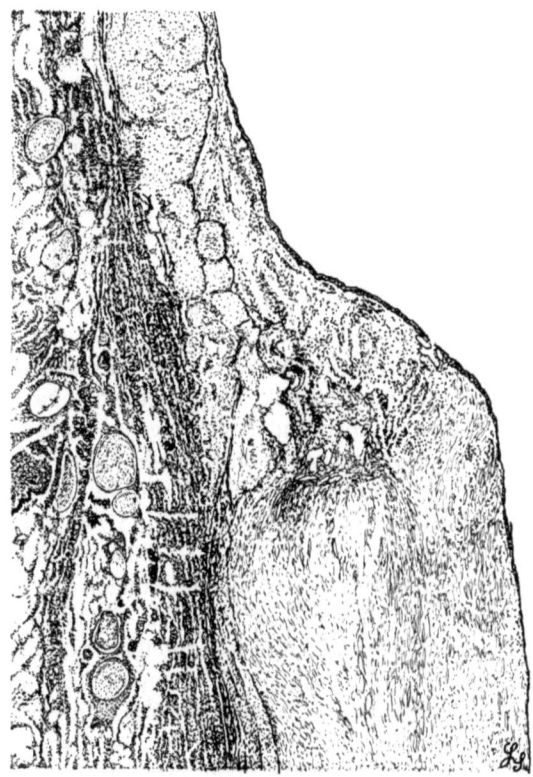

Abb. 9. 70 Jahre alt gewordener Mann. Übergang von A. subclavia (unten) in A. vertebralis (oben). Fibrose der tiefen Intimaschichten der A. subclavia. Paraffin, van Gieson-El., Handzeichnung, Vergr. etwa 19 mal

hang zwischen der Gefäßweite und den rhythmischen Lokalisationen der arteriosklerotischen Veränderungen beobachtet hat. In diesem Zusammenhang ist es offenbar völlig gleichgültig, ob die Gefäßerweiterung eine strömungsbedingt-kompensatorische oder eine senil-ektatische ist. Die eigentliche Ursache für die rhythmische Anordnung arteriosklerotischer Veränderungen konnten wir durch unsere Beobachtungen nicht eindeutig klären. Obige Form der rhythmischen Gefäßwandveränderungen erinnert an die von Wagner (1954) beschriebenen palisadenähnlichen Strukturen in der Intima der Aorta, welche von Wagner als Ausdruck einer Kombinationswirkung von vorbestehender baulicher Eigenart, besonderer mechanischer Beanspruchung und Vascularisierung der Intima vom Lumen her gedeutet wurden. Untersucht man bei jugendlichen Individuen jene dorsolateralen Gefäßbezirke, welche später Schauplatz der rhythmischen Sklerose sind, so fällt eine Vermehrung der elastischen Mediaelemente sowie eine Längsspaltung der Membrana elastica interna auf, was wir als Indiz für eine vermehrte elastische Beanspruchung der Arterienwand deuten möchten. Auch weisen diese Wandbezirke relativ früh eine Verbreiterung der muskulär-elastischen Intimaschicht auf. Daß eine zusätzliche Gefäßerweiterung, sei sie kompensatorisch oder durch senil-regressive Veränderungen bedingt, eine „Mediomalazie" mit „kompensatorischer Intimahyperplasie" im Sinne Thomas (1923) bewirken kann oder daß die plasmatische Perfusion (Doerr, 1963, 1964, 1970) der in ihrer Struktur geschädigten Media zum Intimaödem mit sekundärer Verfettung und Quellungsnekrosen führt, ist ebenso eine Denkmöglichkeit zur Entstehung wie die von Meyer (1964) und anderen angebotene Interpretation, daß der Gegendruck der umgebenden härteren Gewebsteile die in die Intima eindringenden atherogenen Substanzen aus den Engpässen (Foramina intervertebralia) in die dazwischen liegenden Arteriensegmente herauspreßt. Meyer (1964) formuliert dies unter Hinweis auf die von Wilens (1942) und Linzbach (1957/58) konzipierten Vorstellungen der „intramuralen Migration". Korbicka (1966) vergleicht das Zustandekommen der rhythmischen Veränderungen mit dem Verhalten der Koronararterien vor ihrem Eintritt in das Myokard und führt die Arbeiten von Polacek (1959) an, in welchen gezeigt wird, daß jene Koronararterienabschnitte, welche Muskelbrücken unterlaufen, ihren stärksten Befall vor der „Überbrückung" aufweisen. Die von Meyer (1964) beschriebene arteriosklerotische Gefäßveränderung über dem 6. Spinalganglion bzw. dem 6. Spinalnerven findet durch unsere Untersuchungen eine Bestätigung. Da die Arterie bei der Überquerung dieses 6. Spinalganglion eine leichte Krümmung beschreibt, können die besonderen hämodynamischen Bedingungen an Gefäßkrümmungen sowie das harte Widerlager für die Entstehung dieser Veränderung von Bedeutung sein. Außer den typischen rhythmischen Veränderungen kann man Lipoidbeete sowie selten auch fortgeschrittene arteriosklerotische Herde an allen Stellen der 2. Verlaufsstrecke beobachten, wobei der Arterienverlauf in den Foramina intervertebralia etwas mehr bevorzugt zu sein scheint.

Die Prädilektionsstellen der Arteriosklerose im Bereiche der 3., 5. und 6. Verlaufsstrecke der A. vertebralis sind von den besonderen hämodynamischen Verhältnissen an Krümmerstrecken bestimmt. Daß atheromatöse Veränderungen vorwiegend an Krümmerstrecken zu finden sind, wurde von Aschoff (1912), Linzbach (1957/58), Müller-Mohnssen (1957), Dropmann (1963) und anderen beschrieben und experimentell sowie mathematisch bewiesen. An Gefäßkrümmungen wird die normalerweise laminare Strömung des Blutes dadurch gestört, daß infolge der erzwungenen Richtungsänderung die einzelnen Flüssigkeitsteilchen nach dem

Trägheitsprinzip zur konvexen Gefäßwand hintendieren. Durch den Aufprall dieser Teilchen wird die Bewegungsenergie in hydrostatischen Wanddruck verwandelt. An der Innenkrümmung kommt es dagegen zur Senkung des hydrostatischen und hydrodynamischen Druckes mit zum Teil rückläufiger Strömungstendenz, Ausbildung von Wirbeln und Totwasserzonen, über welche ein Einstrom von Plasma in die Arterienwand ermöglicht wird. Je kleiner dabei der Krümmungsradius im Verhältnis zum Gefäßquerschnitt ist, um so stärker ist die Richtungsänderung der Flüssigkeitsteilchen. Dies führt dazu, daß es unter Umständen zu einer Pendelbewegung der Maximalströmung kommt, wobei weiter stromabwärts Druckabfälle im Bereiche der der Innenkurve gegenüberliegenden Wand entstehen. Den Gesetzen der Strömungslehre folgend sind meist auch die arteriosklerotischen Veränderungen lokalisiert. So zeigen sich an den Innenkurven der 1., 3. und 4. Krümmung bei jugendlichen Menschen zum Teil recht deutliche Verbreiterungen der muskulär-elastischen Intimaschicht. Später erscheinen Schaumzellen, gelegentlich kommt es auch zu Quellungsnekrosen und zur Atherombildung vor allem im Bereiche der 4. Krümmung. Arteriosklerotische Veränderungen an der Außenwand der Gefäßkrümmer sind hauptsächlich an der 5. Verlaufsstrecke (3. Krümmung) zu beobachten. Offenbar ist hier das Verhältnis von Krümmungsradius zum Gefäßquerschnitt den physikalischen Vorbedingungen entsprechend. Gelegentlich sind diese Veränderungen auch am Auslauf der 1. Krümmung vorhanden, wenn diese bei seniler Schlängelung eine stärkere Kurvenbildung aufweist. Nicht selten zeigt die 4. Krümmung (6. Verlaufsstrecke) eine ausgeprägte Arteriosklerose. Wie ist dies erklärbar?

Eine knöcherne Überbrückung des Sulcus arteriae vertebralis (Canalis vertebralis) fanden wir 8mal. Dabei beobachteten wir in 4 der Fälle proximal des Eintrittes der Arterie in den Knochenkanal stärkere arteriosklerotische Veränderungen, zweimal sogar deutliche Lumenstenosen. Der Knochenkanal selbst jedoch beeinträchtigte in keinem Fall die Lumenweite. Da nach unseren Untersuchungen eine Beziehung zwischen der Ausbildung eines knöchernen Canalis vertebralis und dem Zustandekommen einer proximal gelegenen Arteriosklerose zu bestehen scheint, vermuten wir, daß bei höhergradigen arteriosklerotischen Veränderungen der 4. Krümmung eventuell stärkere fibröse Überbrückungen des Kanales vorliegen. Der Befund einer betonten Arteriosklerose proximal einer Überbrückung entspricht den von Polacek (1959) an den Koronararterien im Zusammenhang mit Muskelbrücken gemachten Beobachtungen. Bei den von Krayenbühl und Yasargil (1957) röntgenologisch nachgewiesenen 9 Vertebralarterienverschlüssen war die Verschlußstelle in allen Fällen in der Gegend des Sulcus arteriae vertebralis etabliert. Autoptisch konnte in zwei dieser Fälle ein Canalis arteriae vertebralis gesichert werden. Leider geben die Autoren nicht an, ob stärkere arteriosklerotische Veränderungen im Bereiche der Verschlüsse vorhanden waren.

Der arteriosklerotische Befall der Pars mobilis (2. Krümmung, Atlaskurve, Reservefalte) ist gering. Meist findet man eine mäßige Verbreiterung der muskulär-elastischen Intimaschicht, welche vor allem an der medial-dorsalen Circumferenz deutlich ausgeprägt ist. Selten zeigt die Intima ein geringes Ödem und Schaumzellen. Eine Quellungsnekrose haben wir nur in einem Falle gesehen. Die nur mäßigen arteriosklerotischen Veränderungen der Pars mobilis sind wahrscheinlich durch die dauernden Stellungsänderungen der Arterie bei den verschiedenen Kopfbewegungen bedingt, welche die Ausbildung einer fixen Krümmung nicht zulassen. Nach Oberndorfer (1911) ist der geringere arteriosklerotische Befall der Gefäßprovinzen, welche dauernden Bewegungen und Stellungsänderungen unterliegen (A. poplitea, A. vertebralis), durch eine Art Massage mit konsekutiver besserer Saftdurchströmung bedingt. Kommt es bei älteren Menschen durch eine uncovertebrale Spondylose zur Einschränkung der Kopf- und Halsbewegungen einerseits, sowie durch die senile Ektasie des Gefäßes andererseits zur Ausbildung einer starken, nun weitgehend fixierten 2. Krümmung, so können entsprechend den Strömungsgesetzen im Bereiche der Innenkurve stärkere arteriosklerotische Veränderungen auftreten. Dies gilt auch für die übrigen Verlaufsstrecken der A. vertebralis, welche durch die senile Gefäßelongation Schlängelungen aufweisen können.

Die 7. Verlaufsstrecke besteht aus der 5. Krümmung, dem Durchtritt der Arterie durch Membrana atlantooccipitalis und Dura mater sowie aus dem intracranialen Gefäßanteil. Sowohl die 5. Krümmung als auch der Anfang der intracranialen Gefäßstrecke zeichnen sich durch einen betonten arteriosklerotischen Befall aus. Histologisch ist schon bei jungen Menschen eine deutliche Entwicklung der muskulär-elastischen Intimaschicht an der Innen- und Außenkurve der 5. Krümmung zu beobachten. Schaumzellen sowie Quellungsnekrosen gehören zum gewöhnlichen Bild. Mediaeinbrüche dagegen sind selten, ebenso die Tendenz zu Hyalinose und lumenwärtiger Plattenbildung. Das kleine Gefäßstück im Bereiche des Durchtrittes durch die Membrana atlantooccipitalis weist kaum stärkere Arterioskleroseformen auf. Dagegen findet man im proximalen Teil der intracranialen Verlaufsstrecke häufig einen schweren arteriosklerotischen Befall. Die intimalen Lipoidbeete sind dabei viel großflächiger angelegt als in den cervikalen Verlaufsstrecken. Quellungsnekrosen mit Mediaeinbrüchen sind ebenso charakteristisch wie Hyalinose und lumenwärtige Deckplattenbildung. Welche Erklärung gibt es für den bevorzugten arteriosklerotischen Befall des extra- und intracranialen Anteiles der 7. Verlaufsstrecke der A. vertebralis?

Wir hatten oben auf die Fixierung der Arterie an die Membrana atlantooccipitalis und Dura mater hingewiesen. Wir konnten durch Strömungsversuche zeigen, daß bei Kopf- und Halsbewegungen Verlangsamungen der Flüssigkeitssäulen auftreten, die teilweise auf einer mechanischen Beeinflussung der Arterie in der 6. und 7. Verlaufsstrecke beruhen können. Welche Rollen dabei der Kompression der Arterie zwischen Occiput und Atlas bzw. einer Arterientorsion durch die Membrana atlantooccipitalis und die Dura mater zukommen, konnte nicht geklärt werden. Möglicherweise sind beide Mechanismen gleichermaßen beteiligt. Eine intermittierende Stenosierung der A. vertebralis durch die Membrana atlantooccipitalis wäre eine Erklärung für die oft kräftigen arteriosklerotischen Veränderungen im Bereiche der 5. Krümmung sowie im Anfangsteil des intracranialen Gefäßverlaufes. Poststenotische Turbulenzen könnten dabei eine Rolle spielen. Die arteriosklerotischen Veränderungen im Bereiche der 5. Krümmung lassen auch einen Vergleich zu dem stärkeren arteriosklerotischen Befall der Koronararterien vor Muskelbrücken (Polacek, 1961) zu.

Da sich die untersuchten Fälle aus allen Altersgruppen zusammensetzen sowie nach bestimmten Gesichtspunkten ausgesucht sind, wäre eine prozentuale Angabe der gefundenen Stenosen nicht repräsentativ. Jedoch kann man aus diesen Untersuchungen bestimmte Lokalisationen erkennen, welche durch die Dynamik in der Entwicklung arteriosklerotischer Veränderungen einen gewissen Gefahrencharakter für den Blutdurchfluß besitzen.

Mit Dei Poli und Zucha (1940), Hutchinson und Yates (1956), Yates und Hutchinson (1961), Kunert (1957, 1961), Weber (1961), Plötz (1964), Fisher *et al.* (1965), Korbicka (1966) und anderen sind wir der Ansicht, daß stenosierende arteriosklerotische Beete am häufigsten am Abgang der Vertebralarterie aus der A. subclavia zu beobachten sind. Diese entwickeln sich entweder aus dem lipoidhaltigen Längsstreifen an der Dorsalwand und erstrecken sich dann meist über eine längere Gefäßstrecke (Hutchinson und Yates, 1956; Fisher *et al.*, 1965; Korbicka, 1966) oder sie gehen aus den arteriosklerotischen Beeten im Bereiche der flachen Abgangskrümmung hervor.

Die Häufigkeit in der Ausbildung arteriosklerotischer Stenosen im Bereiche der 4. und 5. Krümmung ist fast mit derjenigen des Abganges der Vertebralarterie aus der A. subclavia vergleichbar. Diese Beobachtung stimmt mit den Ergebnissen von Kunert (1957, 1961), Plötz (1964), Korbicka (1966) und Solberg und Eggen (1971) überein, findet jedoch durch die Untersuchungen von Hutchinson und Yates (1956) keine Bestätigung.

An dritter Stelle bezüglich der arteriosklerotischen Stenosebildung stehen etwa mit gleicher Häufigkeit die Verlaufsstrecke der Arterie in Höhe des 7. Halswirbelquerfortsatzes, dasjenige Arterienstück, welches den 6. Spinalnerven überkreuzt sowie sämtliche Verlaufsstrecken zwischen den einzelnen Foramina intervertebralia zusammengenommen. Die Gefahr, daß eines der rhythmisch angeordneten arteriosklerotischen Beete zu einer Stenose wird, ist somit gering. Ähnliche Ergebnisse findet man bei Plötz (1964) und Korbicka (1966).

Die vierte Stelle in der Stenosehäufigkeit nimmt die 3. Krümmung sowie das intracerebrale Arterienstück der 7. Verlaufsstrecke ein. Daß gerade an dem oft sehr stark arteriosklerotisch veränderten intracranialen Arterienstück keine größere Tendenz zur Ausbildung von Lumenstenosen besteht, dürfte wohl auf die meist begleitende Mediaschädigung mit konsekutiver Lumendilatation zurückzuführen sein. Ausgeprägte arteriosklerotische Veränderungen der intracranialen A. vertebralis fanden auch Dörfler (1935), Dei Poli und Zucha (1940), Korbicka (1966) und andere.

Ausgesprochen gering und mit Abstand an letzter Stelle steht die Tendenz zur Ausbildung arteriosklerotischer Lumenstenosen im Bereiche der 3. und 4. Verlaufsstrecke (1. Krümmung und Pars mobilis). Diese Erscheinung findet für die 3. Verlaufsstrecke ihre Erklärung in der Tatsache, daß die 1. Krümmung häufig nur angedeutet vorhanden ist und oft ohne scharfe Grenzziehung in die Pars mobilis übergeht.

Eine Deutung für den geringen arteriosklerotischen Befall der Pars mobilis selbst haben wir schon darzulegen versucht. Ähnliche Befunde findet man bei Oberndorfer (1911), Plötz (1964) sowie Solberg und Eggen (1971).

Besonderheiten der Entstehung der Sklerose der Vertebralarterien

Durch unsere Untersuchungen konnten wir bezüglich der Arteriosklerose im Bereiche der A. vertebralis (ausgenommen den Gefäßabgang aus der A. subclavia) drei Besonderheiten beobachten. Danach unterscheiden sich die arteriosklerotischen Veränderungen von denen anderer Gefäßbezirke (Koronararterien, A. carotis, Aorta) durch:

1. zeitlich späteres Auftreten,

2. relativ scharfe Begrenzung sowie meist Bindung an bestimmte Gefäßbezirke,

3. insgesamt schwächere Ausprägung und etwas differierenden morphologischen Aufbau.

Schwere arteriosklerotische Veränderungen treten erst relativ spät auf. So beobachteten wir die erste Quellungsnekrose bei einem 36 Jahre alten Mann. Solberg und Eggen (1971) haben die Vertebralarterien von 961 (!) Menschen untersucht. Sie geben an, daß fibröse Plaques im Bereiche der Vertebralarterien unter 35 Jahren nicht gefunden werden können. „Complicated lesions" fanden sie nur in drei Fällen. Schwartz und Mitchell (1961) (93 Fälle) sahen an keiner der untersuchten Vertebralarterien exulcerative Veränderungen. Weiter geben diese Autoren an, daß arteriosklerotische Veränderungen auf kleine Gefäßbezirke beschränkt sind. Nach Untersuchungen von Fisher *et al.* (1965) (178 Fälle) ist eine exulcerierende Form der Arteriosklerose im Vertebralisbereich ungewöhnlich. Nach unseren Untersuchungen ist die Vertebralarterie meist erheblich geringer arteriosklerotisch verändert als die hinsichtlich ihres Baues und Kalibers vergleichbaren übrigen Körperschlagadern. Ähnliche Beobachtungen machten auch Fisher *et al.* (1965), Korbicka (1966), Solberg und Eggen (1971) und andere. Die arteriosklerotischen Veränderungen, welche sich mit Vorliebe an bestimmten Gefäßbezirken etablieren, zeigen im Beginn ihrer Entwicklung eine ödematöse Lockerung der inneren und mittleren Intimaschicht mit Ausbildung subendothelial gelegener Schaumzellen. Dieser Vorgang verstärkt sich, Ödem und Schaumzellen nehmen zu und es kann zur Quellungsnekrose kommen. Diese erreicht selten die Membrana elastica interna und bricht nur gelegentlich in die Media ein. Am Rande der Nekrose liegen Schaumzellen sowie herdförmige Bezirke aus großen Zellen mit schwach eosinophilem Cytoplasma und locker strukturiertem Kern (Abb. 12). Im Cytoplasma dieser Zellen bilden sich große Vacuolen, welche konfluieren und unter Zerstörung der Zellmembran zugrunde gehen. So finden wahrscheinlich die flächenhaften, optisch leeren Räume der Quellungsnekrose eine natürliche Erklärung. Die Tendenz zur Cholesterinausfällung ist gering, weshalb selten stärkere Atherombeete entstehen. Vereinzelt sind Cholesterinnadeln von Fremdkörperriesenzellen eingeschlossen. Auffallend ist auch die nur mäßige Tendenz der arteriosklerotischen Veränderungen zur Hyalinose und lumenwärtigen Deckplattenbildung, was besonders zu den Atherombeeten des intracranial gelegenen Gefäßanteiles kontrastiert. Eine Besonderheit können die arteriosklerotischen Veränderungen bei alten Menschen aufweisen. Hier zeigt schon die normale Intima eine Teilung in lumen- und mediawärtige Schicht (Abb. 10). Die medianahe Schicht ist dabei sehr reich an kollagenen und elastischen Fasern, kann jedoch eine Verarmung der cellularen Bestandteile aufweisen, so daß man den optischen Eindruck eines dicken intimalen „Filzes" gewinnt. Die lumenwärtige Intima dagegen ist locker strukturiert und zellreich. Die arteriosklerotischen Veränderungen, Schaumzellbildung, Quellungsnekrosen usw. finden sich zuerst in der lumenwärtigen Schicht. Sie sind der äußeren Intimalage wie aufgesetzt, können jedoch in diese einbrechen. Velican hat 1970 an den intracranialen Vertebralarterien eine solche Zweischichtung der Intima beobachtet und diese Veränderungen histochemisch untersucht. Er fand in der medianahen, dichteren Intimaschicht abnorme makromolekulare Komplexe, welche gegen eine enzymatische Verdauung und eine chemische Extraktion resistent waren. Die lumen-

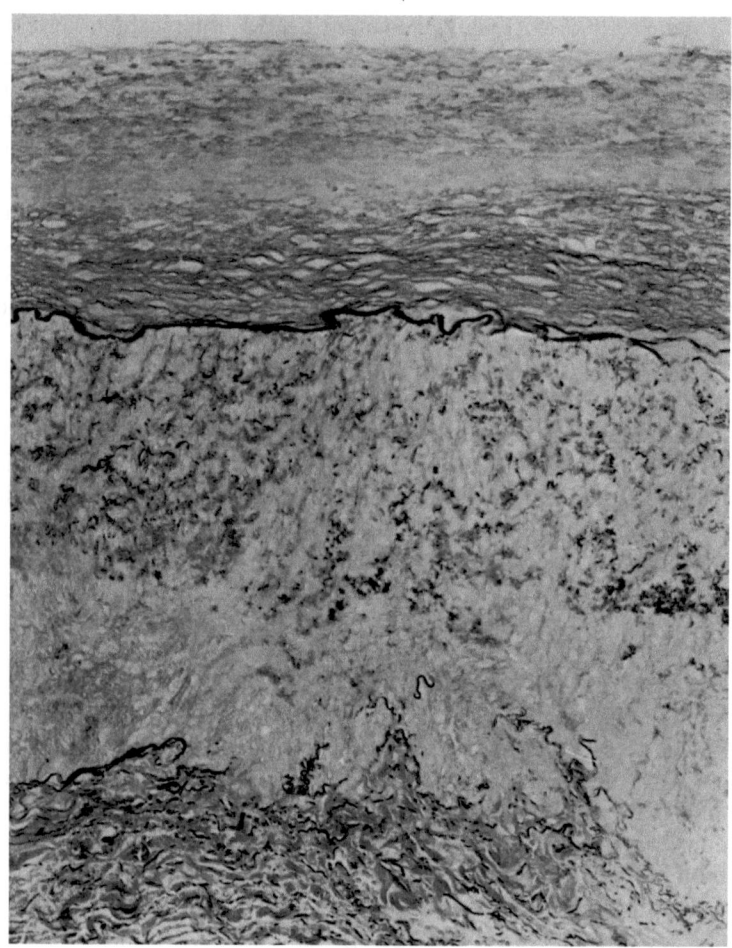

Abb. 10. 80 Jahre alt gewordene Frau. Teilung der Intima in eine lockere, zellreiche lumenwärtige sowie eine faserreiche „filzartige" medianahe Schicht. „Körniger Zerfall" der el. Mediaelemente. Paraffin, van Gieson-El., Photogramm, Vergr. 1 × 100

wärtige, lockere Intimaschicht wies dagegen ein Überwiegen degenerativer Prozesse auf. Der Autor folgert daraus, daß die äußere an abnormen makromolekularen Komplexen reiche Intimaschicht eine Art Barriere für β-Lipoproteine und Fibrinogene darstellen würde. Ähnliche altersbedingte Zweischichtungen der Intima wurden von Hieronymi (1956) an anderen Körperschlagadern beschrieben.

Nach Untersuchungen von Daoud *et al.* (1964) an der Intima der menschlichen Koronararterien entstehen Quellungsnekrosen, wenn die proliferative Intimaverbreiterung etwa die doppelte Stärke der Media erreicht. Derselbe Autor konnte zeigen, daß bestimmte Erwachsenengruppen in Amerika, welche durch eine starke Tendenz der koronariellen Intima zu Quellungsnekrosen auffielen, im Vergleich zu bestimmten afrikanischen Bevölkerungsgruppen ohne diese Tendenz, eine stärkere Proliferation der intimalen glatten Muskelzellen aufweisen. Scott et al. (1966) konnten in einem Vergleich zwischen Koronararterien und Hirnbasisgefäßen wahrscheinlich machen, daß neben einem Unterschied im Fermentbesatz vor allem die stärkere Intimadicke die Ursache für das häufigere Vorkommen von Quellungsnekrosen und Atherombeeten an den Koronararterien ist.

Nach Haust und More (1958) handelt es sich bei den mesenchymalen Zellen der Intima weitgehend um proliferierende glatte Muskelzellen, welche nach Geer et al. (1961) auch für die Ausbildung der fibrillären Elemente verantwortlich sind. Ob die Schaumzellen ebenfalls von den glatten intimalen Muskelzellen abstammen (Parker, 1960; Geer et al., 1961) oder ob sie sich aus Monocyten des strömenden Blutes bzw. der Adventitia herleiten (Duff et al., 1957), ist umstritten. Nach Scott et al. (1970) ist die intimale glatte Muskelzelle zu verschiedenen Reaktionen fähig: Vermehrung, Dedifferenzierung in fibroblastenähnliche Zellen und primitive Zellen, Aufnahme von Fettstoffen, Degeneration und Nekrose. Danach scheint die intimale glatte Muskelfaser zu all den Reaktionen fähig zu sein, welche wir in arteriosklerotischen Veränderungen beobachten können.

Wir haben im Hinblick auf die Ergebnisse der Literatur sowie auf Grund unserer Befunde die Eigenheiten der Arteriosklerose im Bereiche der A. vertebralis durchdacht. Es ergibt sich folgendes Bild:

Es kommt im Vergleich zu anderen Arterien des menschlichen Körpers (Koronararterien, Aorta, A. carotis) erst relativ spät zur Ausbildung der muskulär-elastischen Intimaschicht. Diese entwickelt sich erst langsam in der 2. Lebensdekade und erfährt etwa mit 30 Jahren ihre volle Ausprägung, wobei sie an den hämodynamisch nicht besonders belasteten Stellen höchstens auf Mediastärke anwächst. Allein jene Gefäßbezirke, an welchen sich später arteriosklerotische Veränderungen manifestieren, zeigen eine stärkere Intimaverbreiterung. Diese stellt wahrscheinlich die Antwort der Intima auf Besonderheiten der Hämodynamik dar. Bei Überschreiten einer gewissen Intimabreite kommt es zu Degenerationserscheinungen der glatten Muskulatur mit Schaumzellbildung und Quellungsnekrosen. Postponierte Ausbildung einer muskulär-elastischen Intima, besondere Hämodynamik sowie Umgebungseigenheiten lassen es verständlich erscheinen, weshalb die arteriosklerotischen Veränderungen der A. vertebralis im Vergleich mit anderen Gefäßen später auftreten sowie meist gut lokalisiert sind. Die scharfe Abgrenzbarkeit der Ver-

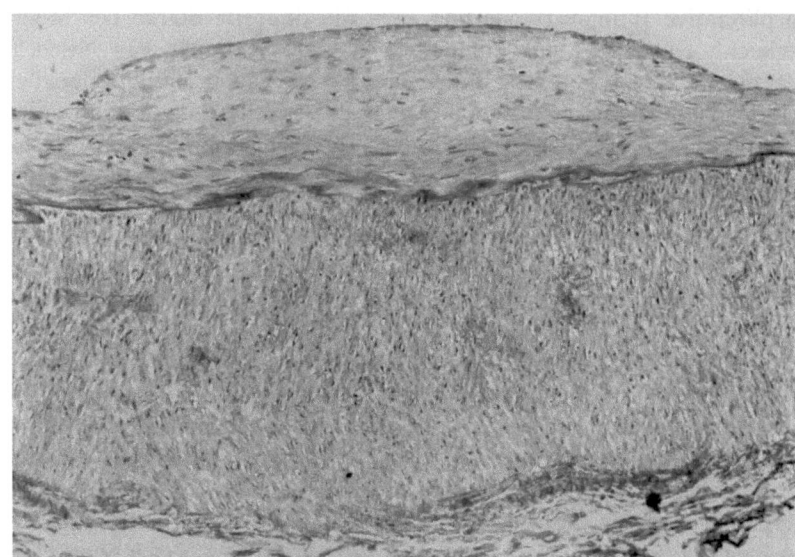

Abb. 11. 36 Jahre alt gewordener Mann. Herdförmige Proliferation intimaler Muskelzellen. Paraffin, HE, Photogramm, Vergr. etwa 125mal

änderungen zur Umgebung hängt wohl ebenfalls mit diesen „arterienspezifischen" Eigenschaften zusammen. Die Besonderheiten des mikromorphologischen Bildes können wir nicht erklären. Es wäre denkbar, daß Eigenheiten der intimalen glatten Muskelzellen bezüglich der Fermentausrüstung dafür verantwortlich sind.

Bei unseren Untersuchungen konnten wir zwei Fälle beobachten, bei denen es zu einem verstärkten Wachstum intimaler glatter Muskelzellen kam. Man findet zuerst kleine, warzenähnliche, scharf lokalisierte Intimaproliferate, welche hauptsächlich aus großen, etwas langgestreckten Zellen mit länglichen, lockeren Kernen bestehen (Abb. 11). Diese „Proliferationsherde" heben sich auch in der Elastica-Färbung durch die mangelnde Ausbildung elastischer Fäserchen von der übrigen Intima ab. Bei fortschreitender Proliferation kommt es, möglicherweise nach Überschreiten einer bestimmten Intimadicke, zu Quellungsnekrosen, welche sich durch einen besonderen Reichtum an den oben näher beschriebenen großen, hydropisch vacuolär degenerierenden Zellen auszeichnen (Abb. 12). In beiden Fällen handelt es sich um noch jugendliche Personen (23 Jahre, 36 Jahre), welche an einem Herzinfarkt verstarben. Wir haben aus diesem Grunde auch die Koronararterien untersucht. Eine Gegenüberstellung von Vertebral- und Coronararterien zeigte, daß an letzteren vergleichbare Intimaveränderungen älteren Datums vorlagen. Dies wäre über die zeit-

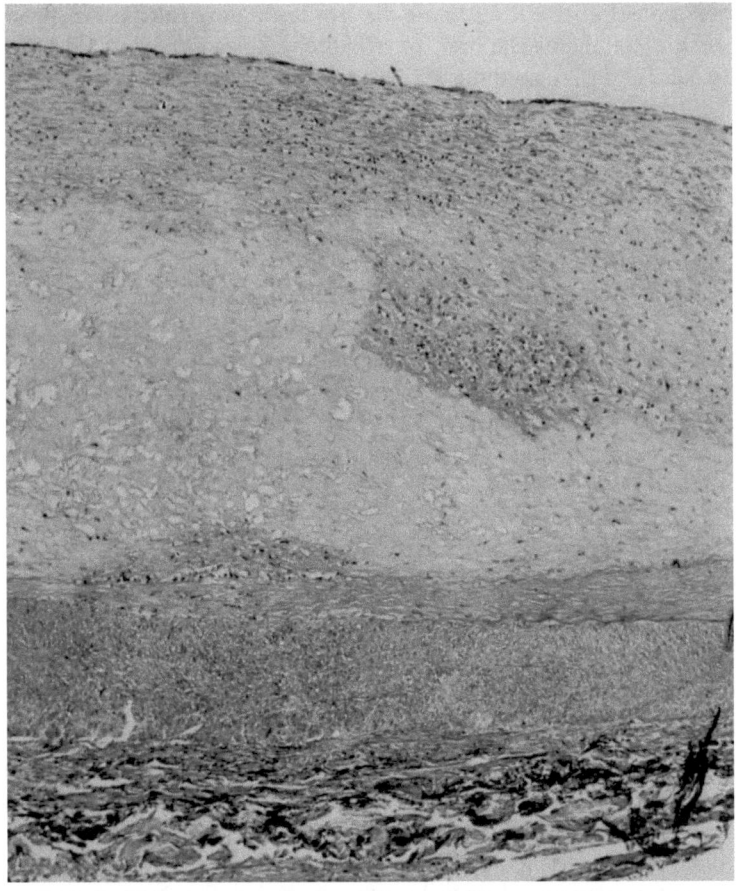

Abb. 12. 36 Jahre alt gewordener Mann. An Fettstoffen arme, zellreiche Quellungsnekrose mit großen, optisch leeren Räumen. Kein Mediaeinbruch, keine Deckplattenbildung. Paraffin, HE, Photogramm, Vergr. 4 × 13

lich postponierte Entwicklung der muskulär-elastischen Intima der Vertebralarterien erklärbar. Wir leiten aus diesen Beobachtungen ab, daß es bei bestimmten Fällen zu einer Art „systembezogener" Proliferation der glatten intimalen Muskelzellen kommt, welche an den hämodynamisch belasteten Stellen eine besondere Akzentuierung erfährt. Ob diese erhöhte Proliferationstendenz intimaler glatter Muskelzellen Ausdruck einer konstitutionellen Eigenheit ist oder ob durch bestimmte endogene oder exogene chemische bzw. physikalische „Läsionen" eine solche Proliferation induziert wird, ist kaum zu beantworten. Möglicherweise stellt eine gewisse konstitutionelle Variante die Voraussetzung für das Ansprechen auf bestimmte chemische bzw. physikalische Reize dar, wie Doerr (1964, 1970) dies für die Ausbildung der Arteriosklerose muskulärer Schlagadern gezeigt hat.

Die Arteriosklerose am Abgang der A. vertebralis zeigt häufig ein anderes morphologisches Bild. Bei unseren Untersuchungen fiel auf, daß arteriosklerotische Beete meist an der Dorsalwand gelegen sind und sich über einige Millimeter nach cranial fortsetzen. Derartige Beobachtungen machten auch Hutchinson und Yates (1956), Fisher *et al.* (1965), Korbicka (1966) und andere. Offenbar handelt es sich um arteriosklerotische Veränderungen, welche aus den oben beschriebenen dorsalen Lipoidstreifen hervorgehen. Dieser hat seine Ursache in einem schaumzellreichen Ödem der tiefen Intimaschichten, welches nicht selten auf Grund besonderer Ostiumverhältnisse von der A. subclavia aus auf die A. vertebralis übergreift. Es handelt sich bei dieser Arterioseform um eine durch Perfusion inszenierte Veränderung (Lit. bei Doerr, 1963, 1964, 1970). Die Beobachtung mancher Autoren, daß der Stärkegrad der Arteriosklerose am Abgang der A. vertebralis mit dem der A. subclavia korreliert, findet möglicherweise so ihre Erklärung.

A. vertebralis und Hypertonie

Unter den vorliegenden Fällen waren 22% mit einer Hochdruckanamnese. Diese zeigten, daß die Entwicklung der Arteriosklerose der Vertebralarterien durch eine Hypertonie stark gefördert wird. Bevorzugte Stellen sind wiederum die oben dargelegten Lokalisationspunkte. Ein prozentualer Vergleich der stenosierenden arteriosklerotischen Gefäßveränderungen zwischen den Verstorbenen mit Hochdruckanamnese und jenen mit normalen Blutdruckwerten zeigt bei Stenosen geringen bis mäßigen Grades ein Verhältnis von 78% zu 42%, bei höhergradigen Stenosen eine Relation von 42% zu 24% zugunsten der ersteren Gruppe. Hochgradige arteriosklerotische Stenosen bzw. sklerotische Gefäßverschlüsse waren bei den Hypertoniefällen sogar 3,5mal häufiger zu beobachten.

Entzündliche Veränderungen der A. vertebralis

Wir konnten den Fall einer 46 Jahre alten Frau mit einer floriden rheumatischen Endomyocarditis und einer zur Generalisation drängenden rheumatischen Entzündung der großen Körperschlagadern beobachten. In diesem Fall waren beide Vertebralarterien von dem rheumatischen Entzündungsprozeß ergriffen und zeigten eine entzündliche Sklerose, welche sich bis zur A. basilaris erstreckte. Der Abgang der linken Vertebralarterie aus der A. subclavia war total, der Abgang der rechten subtotal stenosiert. Hingegen zeigte die Obduktion einer 42 Jahre alt gewordene Frau, welche an einem Lupus erythematodes visceralis mit starker entzündlicher Sklerose der großen Körperschlagadern litt, keine Beteiligung der Vertebralarterien.

Aa. vertebrales und „Basilarisinsuffizienz"

Wir beobachteten vier Fälle mit klinisch nachgewiesener Basilarisinsuffizienz. Hiervon erklärte sich der klinische Befund in Fall 1 anhand einer pathologischen Veränderung der A. basilaris (stenosierende Arteriosklerose mit obturierender Thrombose). Die Basilarisarterien der drei übrigen Fälle zeigten jedoch nur diskrete arteriosklerotische Veränderungen, welche nicht als Ursache für eine Insuffizienz der Arterie angesehen werden konnten. Die Ursache mußte deshalb in den Zubringerarterien liegen. Die zweite und dritte Beobachtung zeigten eine Hypoplasie der linken Vertebralarterie. Während der zweite Fall durch eine höhergradige arteriosklerotische Lumenstenose in der kompensatorisch erweiterten rechten A. vertebralis verständlich wird, bedarf der dritte Fall wegen der Intaktheit der rechten kompensatorisch erweiterten Vertebralarterie einer Erläuterung. Die Erklärung für die klinisch beobachtete Basilarisinsuffizienz des dritten Falles findet sich in der oben beschriebenen möglichen Drosselung des Blutstromes in den Vertebralarterien bei bestimmter Kopf- und Halshaltung. So ist denkbar, daß bei bestimmten Kopf- und Halsbewegungen über eine Blutstromminderung in der kompensatorisch erweiterten Vertebralarterie eine passagere Basilarisinsuffizienz entsteht. Dieser Mechanismus dürfte auch Fall 4 erklären, bei welchem die rechte Vertebralarterie unauffällig war, die linke jedoch beim Durchtritt durch oben beschriebene Durazwinge eine Stenosierung aufwies.

Zusammenfassung

1. Die Untersuchung von 50 Aa. vertebrales-Paaren hat gezeigt, daß 7 Verlaufsstrecken und 5 Krümmungen jederseits unterschieden werden können.

2. Die einzelnen Verlaufsstrecken, insbesondere die „Pars mobilis", lassen in ihrem Wandaufbau feingewebliche Besonderheiten erkennen, welche sich aus den anatomischen Beziehungen zur Umgebung sowie dem funktionellen Verhalten bei Bewegungen der Halswirbelsäule erklären.

3. In 77% der Fälle wurden Kaliberschwankungen der Aa. vertebrales-Paare beobachtet. Dabei war in 37% die linke, in 40% die rechte A. vertebralis weiter als die gleichnamige Arterie der Gegenseite.

4. Anhand von Durchströmungsversuchen der Vertebralarterien wurde gezeigt, daß durch Bewegungen der Halswirbelsäule und des Kopfes eine mechanische Beeinflussung der Strömungsgeschwindigkeit an drei Stellen stattfindet: Im Bereiche der 6. und 7. Verlaufsstrecke, der 2. Verlaufsstrecke sowie der 4. Verlaufsstrecke.

5. Es konnten folgende altersbedingte Eigenheiten und Besonderheiten der Arterienwand beobachtet werden:

a) Eine eigentliche Intima ist bei Säuglingen und Kleinkindern noch nicht vorhanden. Diese entwickelt sich bis zum 30. Lebensjahr je nach strömungsbedingter Belastung auf 20—100% der Mediabreite. Nach dem 50. Lebensjahr nimmt der Fasergehalt der Intima zu, wobei eine Zweischichtung in eine faserreiche Außenschicht und eine faserärmere Innenschicht entstehen kann.

b) Die Membrana elastica interna zeigt an hämodynamisch stärker belasteten Stellen Verdoppelungen und Aufspaltungen. Vom 55. Lebensjahr an findet man Degenerationserscheinungen der Membrana elastica interna, welche von Neubildungen longitudinal verlaufender Muskelschichten begleitet sein können.

c) Vom 60. Lebensjahr an zeigen die elastischen und muskulären Mediabestandteile Degenerationserscheinungen in Form des „körnigen Zerfalles" bzw. der „fibrösen Entartung".

d) Die Adventitia weist jenseits des 50. Lebensjahres eine Verbreiterung und Zunahme ihrer kollagenen Fasern sowie eine Degeneration ihrer elastischen Fasern auf.

6. Durch uncovertebrale Exostosen werden nur geringe Lumeneinengungen an den Vertebralarterien hervorgerufen. Hinter den Einengungsstellen finden sich turbulenzbedingte Atherombeete.

7. Die stärksten sklerosierenden Veränderungen mit Tendenz zur Ausbildung von Lumenstenosen finden sich an Intensität abnehmend:

a) am Abgang der A. vertebralis aus der A. subclavia;

b) im Bereiche der 4. und 5. Krümmung;

c) in Höhe des 7. Halswirbelquerfortsatzes sowie der 2. Verlaufsstrecke;

d) im Bereiche der 3. Krümmung sowie im intracerebralen Anteil der 7. Verlaufsstrecke;

e) im Bereiche der 3. und 4. Verlaufsstrecke.

Die möglichen Ursachen für den bevorzugten arteriosklerotischen Befall bestimmter Gefäßabschnitte wurden untersucht.

8. Die arteriosklerotischen Veränderungen der Vertebralarterien unterscheiden sich von denen anderer Gefäßbezirke (Koronararterien, A. carotis, Aorta) durch:

a) zeitlich späteres Auftreten (erst nach dem 35. Lebensjahr);

b) relativ scharfe Begrenzung, d. h. Bindung an bestimmte Gefäßbezirke;

c) schwächere Ausprägung und stark variierenden morphologischen Aufbau.

9. Hypertonie fördert die Arterioskleroseentwicklung der Vertebralarterien.

10. Die Ursache einer Basilarisinsuffizienz kann im Bereiche der Vertebralarterien zu finden sein.

Literatur

Aschoff, L.: Thrombose und Sandbankbildung. Beitr. path. Anat. **52**, 205—212 (1912).
Bärtschi-Rochaix, W.: Migraine cervicale. Bern: H. Huber 1949.
Becker, V.: Zur Sektionstechnik der Halswirbelsäule. Virchows Arch. path. Anat. **332**, 384—386 (1959).
Bellingrath, W.: Über Bau und Altersveränderungen der Arteria vertebralis. Inaug.-Diss. Freiburg i. Br. 1954.
Benninghoff, A.: Blutgefäße und Herz. In: Handbuch der mikroskopischen Anatomie von v. Möllendorff, Bd. IV, 1. Berlin: Springer 1930.
Chiari, H.: Über das Verhalten des Teilungswinkels der Carotis communis bei der Endarteriitis chronica deformans. Verh. dtsch. path. Ges. **9**, 326—330 (1905).
Chrast, B.: Der vertebrale Zufluß in seiner Bedeutung für die Hirndurchblutungsstörungen. In: Die zerebralen Durchblutungsstörungen des Erwachsenenalters von J. Quandt. Stuttgart: Schattauer 1969.
Chrast, B., Korbicka, I.: Die Beeinflussung der Strömungsverhältnisse in der Arteria vertebralis durch verschiedene Kopf- und Halshaltungen. Dtsch. Z. Nervenheilk. **183**, 426—448 (1962).
Daoud, A. S., Jarmolych, J., Zumbo, O., Fani, K., Florentin, R.: "Preatheroma" phase of coronary atherosclerosis in men. Exp. molec. Path. **3**, 475—484 (1964).
Dei Poli, G., Zucha, J.: Beiträge zur Kenntnis der Anomalien und der Erkrankungen der Arteria carotis interna. Zbl. Neurochir. **5**, 209—238 (1940).
Dmitrijeff, A.: Die Veränderung des elastischen Gewebes der Arterienwände bei Arteriosklerose. Beitr. path. Anat. **22**, 207—247 (1897).
Dörfler, J.: Ein Beitrag zur Frage der Lokalisation der Arteriosklerose der Gehirngefäße mit besonderer Berücksichtigung der Arteria carotis interna. Arch. Psychiat. Nervenkr. **103**, 180—190 (1935).
Doerr, W.: Perfusionstheorie der Arteriosklerose. Zwanglose Abhandlung aus dem Gebiete der normalen und pathologischen Anatomie, Bd. 13. Stuttgart: Thieme 1963.
Doerr, W.: Gangarten der Arteriosklerose. Sitzungsberichte der Heidelberger Akademie der Wissenschaften. Math.-naturwissensch. Klasse. Berlin-Göttingen-Heidelberg-New York: Springer 1964.
Doerr, W.: Allgemeine Pathologie der Organe des Kreislaufes. In: Handbuch der allgemeinen Pathologie, Bd. III, 4. Berlin-Heidelberg-New York: Springer 1970.

Dropmann, K.: Über die Praedilektionsstellen der Atherosklerose und die haemodynamischen Verhältnisse in Krümmerstrecken und an Teilungsstellen. Z. Kreisl.-Forsch. **52**, 171—183 (1963).

Duff, G. L., McMillan, G. C., Ritchie, A. C.: The morphology of early atherosclerotic lesions of the aorta demonstrated by the surface technique in rabbits fed cholesterol. Amer. J. Path. **33**, 845—874 (1957).

Fischer, H.: Über die funktionelle Bedeutung des Spiralverlaufes der Muskulatur in der Arterienwand. Gegenbaurs morph. Jb. **91**, 394—445 (1951).

Fisher, C. M., Gore, J., Okabe, N., White, P. D.: Atherosclerosis of the carotid and vertebral arteries — Extracranial and intracranial. J. Neuropath. exp. Neurol. **24**, 455—476 (1965).

Fisher, M.: Occlusion of the internal carotid artery. Arch. Neurol. Psychiat. (Chic.) **65**, 346—377 (1951).

Geer, J. C., McGill, H. C., Strong, J. P.: The fine structure of human atherosclerotic lesions. Amer. J. Path. **38**, 263—278 (1961).

Gegenbauer, C.: Lehrbuch der Anatomie des Menschen, 2. Aufl. Leipzig: Engelmann 1885.

Gerlach, L.: Über die Bewegung in den Atlasgelenken und deren Beziehungen zu der Blutströmung in den Vertebralarterien. Stuttgart: Enke 1884.

Goerttler, Kurt: Die Bedeutung der funktionellen Struktur der Gefäßwand. Gegenbaurs morph. Jb. **91**, 368—393 (1951).

Gutmann, G.: Halswirbelsäule und Durchblutungsstörungen in der Vertebralis-Basilarisstrombahn. In: Die Wirbelsäule in Forschung und Praxis, Bd. 25, S. 138—155. Stuttgart: Hippokrates 1961.

Häusler, H.: Ein experimenteller Nachweis schraubenförmiger Struktur der Arterienwand. Naunyn-Schmiedebergs Arch. exp. Path. Pharmak. **172**, 302—313 (1933).

Haust, M. D., More, R. H.: New functional aspects of smooth muscle cells. Fed. Proc. **17**, 440 (1958).

Hieronymi, G.: Über den altersbedingten Formwandel elastischer und muskulärer Arterien. Sitzungsberichte der Heidelberger Akademie der Wissenschaften. Math.-naturw. Klasse. Berlin-Göttingen-Heidelberg: Springer 1956, Abh. 3.

Hunt, J. R.: The role of carotid arteries in the causation of vascular lesions of the brain with remarks on certain special features of the symptomatology. Amer. J. med. Sci. **147**, 704—713 (1914).

Hutchinson, E. C., Yates, P. O.: The cervical portion of the vertebral artery. A clinicopathological study. Brain **79**, 319—331 (1956).

Jaquet, G. H.: Postmortale Angiogramme der Arteriae vertebrales mit makroskopischen und mikroskopischen Befunden an Knochen, Gefäßen und Nerven. In: Die Wirbelsäule in Forschung und Praxis, Bd. 25, S. 119—124. Stuttgart: Hippokrates 1961.

Jores, L.: Wesen und Entwicklung der Arteriosklerose. Wiesbaden: J. F. Bergmann 1903.

Kaeser, H. E.: Beitrag zur Pathogenese des Wallenbergschen Syndroms. Dtsch. Z. Nervenheilk. **173**, 322—329 (1955).

Kleijn, A. de, Nieuwenhuyse, D.: Schwindelanfälle und Nystagmus bei einer bestimmten Stellung des Kopfes. Acta oto-laryng. (Stockh.) **11**, 155—157 (1927).

Korbicka, J.: Klassifizierung und Topographie atherosklerotischer Veränderungen in den einzelnen Segmenten der Arteria vertebralis alter Menschen. Zbl. allg. Path. path. Anat. **109**, 461—473 (1966).

Krayenbühl, H., Yasargil, M. G.: Die vasculären Erkrankungen im Gebiet der Arteria vertebralis und Arteria basilaris. Stuttgart: Thieme 1957.

Krogdahl, T., Torgersen, O.: Uncovertebralgelenke und die Arthrosis uncovertebralis. Acta radiol. (Stockh.) **21**, 231—262 (1940).

Kuhlendahl, H.: Die Erkrankungen der Wirbelsäule. Stuttgart: Enke 1953.
Kunert, W.: Pathologische Veränderungen an der Arteria vertebralis und ihre Bedeutung für die cerebrale Durchblutung. Dtsch. Arch. klin. Med. **204**, 375—391 (1957).
Kunert, W.: Arteria vertebralis und Halswirbelsäule. Experimentelle und klinische Untersuchungen über die Strömungsverhältnisse in den Vertebralarterien. In: Die Wirbelsäule in Forschung und Praxis, Bd. 20. Stuttgart: Hippokrates 1961.
Linzbach, J.: Die Bedeutung der Gefäßwandfaktoren für die Entstehung der Arteriosklerose. Verh. dtsch. path. Ges. **41**, 24—41 (1957/58).
McGill, H. C., Jr., Geer, J. C., Strong, J. P.: Natural history of human atherosclerotic lesions. In: M. Sandles and G. H. Bourne, Atherosclerosis and its origin, p. 39—65. New York: Acad. Press 1963.
Meyer, W. W.: Über die rhythmische Lokalisation der atherosklerotischen Herde im cervicalen Abschnitt der Vertebralarterie. Beitr. path. Anat. **130**, 24—39 (1964).
Müller-Mohnssen, H.: Über hydrodynamische Ursachen der Arteriosklerose- und Thromboselokalisation in den Coronararterien. Beitr. path. Anat. **117**, 283—314 (1957).
Neimanis, G.: Über Kaliberschwankungen und Verlaufsanomalien des intracraniellen Abschnittes der Arteria vertebralis. Frankfurt. Z. Path. **67**, 461—484 (1956).
Oberndorfer, S.: Beitrag zur Frage der Lokalisation atherosklerotischer Prozesse in den peripheren Arterien. Dtsch. Arch. klin. Med. **102**, 515—519 (1911).
Parker, F.: An electronmicroscopic study of experimental atherosclerosis. Amer. J. Path. **36**, 19—53 (1960).
Pichler, E.: Der Kopfschmerz. Wien: Springer 1952.
Plötz, H.: Zur Orthologie und Pathologie der Arteria vertebralis. Inaug.-Diss. Kiel 1964.
Polacek, P.: Über die myocardialen Bündel, die den Verlauf der Koronararterien überbrücken. Anat. Anz. **106**, 386—395 (1959).
Polacek, P.: Relation of myocardial bridges and loops on the coronary arteries to coronary occlusions. Amer. Heart J. **61**, 44—52 (1961).
Primbs, A., Weber, E.: Die Bedeutung des Verlaufes der Arteria vertebralis für die Pathogenese der cervicalen Syndrome. Dtsch. med. Wschr. **81**, 1800—1803 (1956).
Riechert, T.: Über arteriographisch nachgewiesene Verschlüsse der Arteria vertebralis. Arch. Psychiat. Nervenkr. **188**, 126—130 (1952).
Schultze-Jena, B. S.: Über die schraubenförmige Struktur der Arterienwand. Morph. Jb. **83**, 230—246 (1939).
Schwartz, C. J., Mitchell, J. R. A.: Atheroma of the carotid and vertebral arterial system. Brit. med. J. **1961 II**, 1057—1063.
Scott, R. F., Daoud, A. S., Wortman, B., Morrison, E. S., Jarmolych, J.: Proliferation and necrosis in coronary and cerebral arteries. J. Atheroscler. Res. **6**, 499—509 (1966).
Scott, R. F., Jarmolych, J., Fritz, K. E., Imai, H., Kim, D. N., Morrison, E. S.: Reactions of endothelial and smooth muscle cells in the atherosclerotic lesions. In: Atherosclerosis: Proc. Second Intern. Symposium. Berlin-Heidelberg-New York: Springer 1970.
Solberg, A. L., Eggen, D. A.: Localization and sequence of development of atherosclerotic lesions in the carotid and vertebral arteries. Circulation **43**, 711—724 (1971).
Staemmler, M.: Über fibröse Entartung der Arterienmuskulatur. Zbl. allg. Path. path. Anat. **34**, 169—177 (1923—24).
Tatlow, W. F. T., Bammer, H. G.: Syndrome of vertebral artery compression. Neurology (Minneap.) **7**, 331—340 (1957).
Thoma, R.: Über Genese und die Lokalisationen der Arteriosklerose. Virchows Arch. path. Anat. **245**, 78—122 (1923).

Toole, J. F., Tucker, S. H.: Influence of head position upon cerebral circulation. Arch. Neurol. (Chic.) **2**, 616—623 (1960).

Unterharnscheidt, F.: Das synkopale cervicale Vertebralissyndrom. Nervenarzt **27**, 481—486 (1956).

Velican, C.: Studies on the age-related changes occurring in human cerebral arteries. Atherosclerosis **11**, 509—529 (1970).

Wagner, H.: Über rhythmische Strukturen und thrombotische Auflagerungen der Aortenintima. Ein Beitrag zur Morphogenese der diffusen Intimaverdickung und des arteriosklerotischen Polsters. Schweiz. Z. allg. Path. **17**, 258—288 (1954).

Weber, E.: Angiographische Studien an der Vertebralis Verstorbener. In: Die Wirbelsäule in Forschung und Praxis, Bd. 25, S. 125—130. Stuttgart: Hippokrates 1961.

Weiszmann, F., Neumann, S.: Über die Veränderungen der elastischen Fasern infolge von Arteriosklerose. Allg. Wien. med. Z. **35**, 291—305 (1890).

Wilens, S. L.: The distribution of intimal atheromatous lesions in the arteries of the rabbits on high cholesterol diets. Amer. J. Path. **18**, 63—78 (1942).

Yates, P. O., Hutchinson, E. C.: Cerebral infarction: The role of stenosis of the extracranial cerebral arteries. Med. res. council spec. report series N-300. London: Her Majesties Stationery Office 1961.

Zahn, D. G. H., Goerttler, Kl.: Über die Sklerose der Eingeweidearterien. Arch. Kreisl.-Forsch. **64**, 235—272 (1971).

Zwingmann, L.: Das elastische Gewebe der Aortenwand und seine Veränderungen bei Sklerose und Aneurysma. Diss. Dorpat. 1891.

Sitzungsberichte der Heidelberger Akademie der Wissenschaften
Mathematisch-naturwissenschaftliche Klasse

Erschienene Jahrgänge

Inhalt des Jahrgangs 1960/61:
1. R. Berger. Über verschiedene Differentenbegriffe. DM 8.40.
2. P. Swings. Problems of Astronomical Spectroscopy. DM 3.50.
3. H. Kopfermann. Über optisches Pumpen an Gasen. DM 5.80.
4. F. Kasch. Projektive Frobenius-Erweiterungen. DM 6.—.
5. J. Petzold. Theorie des Mößbauer-Effektes. DM 13.80.
6. O. Renner. William Bateson und Carl Correns. DM 4.—.
7. W. Rauh. Weitere Untersuchungen an Didiereaceen. 1. Teil. DM 43.80.

Inhalt des Jahrgangs 1962/64:
1. E. Rodenwaldt und H. Lehmann. Die antiken Emissare von Cosa-Ansedonia, ein Beitrag zur Frage der Entwässerung der Maremmen in etruskischer Zeit. DM 6.90.
2. Symposium über Automation und Digitalisierung in der Astronomischen Meßtechnik Herausgegeben von H. Siedentopf. DM 32.80.
3. W. Jehne. Die Struktur der symplektischen Gruppe über lokalen und dedekindschen Ringen. DM 15.40.
4. W. Doerr. Gangarten der Arteriosklerose. DM 11.40.
5. J. Kuprianoff. Probleme der Strahlenkonservierung von Lebensmitteln. DM 5.20.
6. P. Čolak-Antić. Dreidimensionale Instabilitätserscheinungen des laminarturbulenten Umschlages bei freier Konvektion längs einer vertikalen geheizten Platte. DM 14.40.

Inhalt des Jahrgangs 1965:
1. S. E. Kuss. Revision der europäischen Amphicyoninae (Canidae, Carnivora, Mam.) ausschließlich der voroberstampischen Formen. DM 38.80.
2. E. Kauker. Globale Verbreitung des Milzbrandes um 1960. DM 7.20.
3. W. Rauh und H. F. Schölch. Weitere Untersuchungen an Didiereaceen. 2. Teil. DM 70.—.
4. W. Felscher. Adjungierte Funktoren und primitive Klassen. DM 18.—.

Inhalt des Jahrgangs 1966:
1. W. Rauh und I. Jäger-Zürn. Zur Kenntnis der Hydrostachyaceae. 1. Teil. DM 30.60.
2. M. R. Lemberg. Chemische Struktur und Reaktionsmechanismus der Cytochromoxydase (Atmungsferment). DM 4.80.
3. R. Berger. Differentiale höherer Ordnung und Körpererweiterungen bei Primzahlcharakteristik. DM 23.—.
4. E. Kauker. Die Tollwut in Mitteleuropa von 1953 bis 1966. DM 5.40.
5. Y. Reenpää. Axiomatische Darstellung des phänomenal-zentralnervösen Systems der sinnesphysiologischen Versuche Keidels und Mitarbeiter. DM 3.60.

Inhalt des Jahrgangs 1967/68:
1. E. Freitag. Modulformen zweiten Grades zum rationalen und Gaußschen Zahlkörper. DM 19.—.
2. H. Hirt. Der Differentialmodul eines lokalen Prinzipalrings über einem beliebigen Ring DM 9.30.
3. H. E. Suess, H. D. Zeh und J. H. D. Jensen. Der Abbau schwerer Kerne bei hohen Temperaturen. DM 4.20.
4. H. Puchelt. Zur Geochemie des Bariums im exogenen Zyklus. DM 54.—.
5. W. Hückel. Die Entwicklung der Hypothese vom nichtklassischen Ion. DM 11.20.

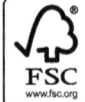

If you have any concerns about our products,
you can contact us on
ProductSafety@springernature.com

In case Publisher is established outside the EU,
the EU authorized representative is:
**Springer Nature Customer Service Center GmbH
Europaplatz 3, 69115 Heidelberg, Germany**

Printed by Libri Plureos GmbH
in Hamburg, Germany